完全復職率９割の医師が教える

うつが治る食べ方、考え方、すごし方

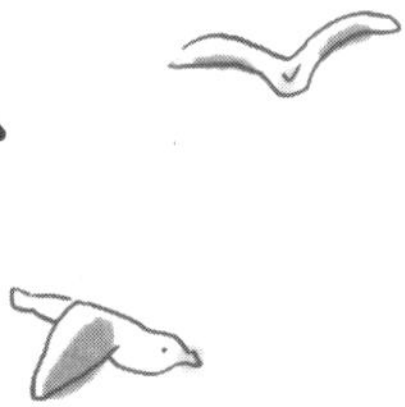

廣瀬クリニック
新宿OP廣瀬クリニック
廣瀬久益 Hisayoshi Hirose

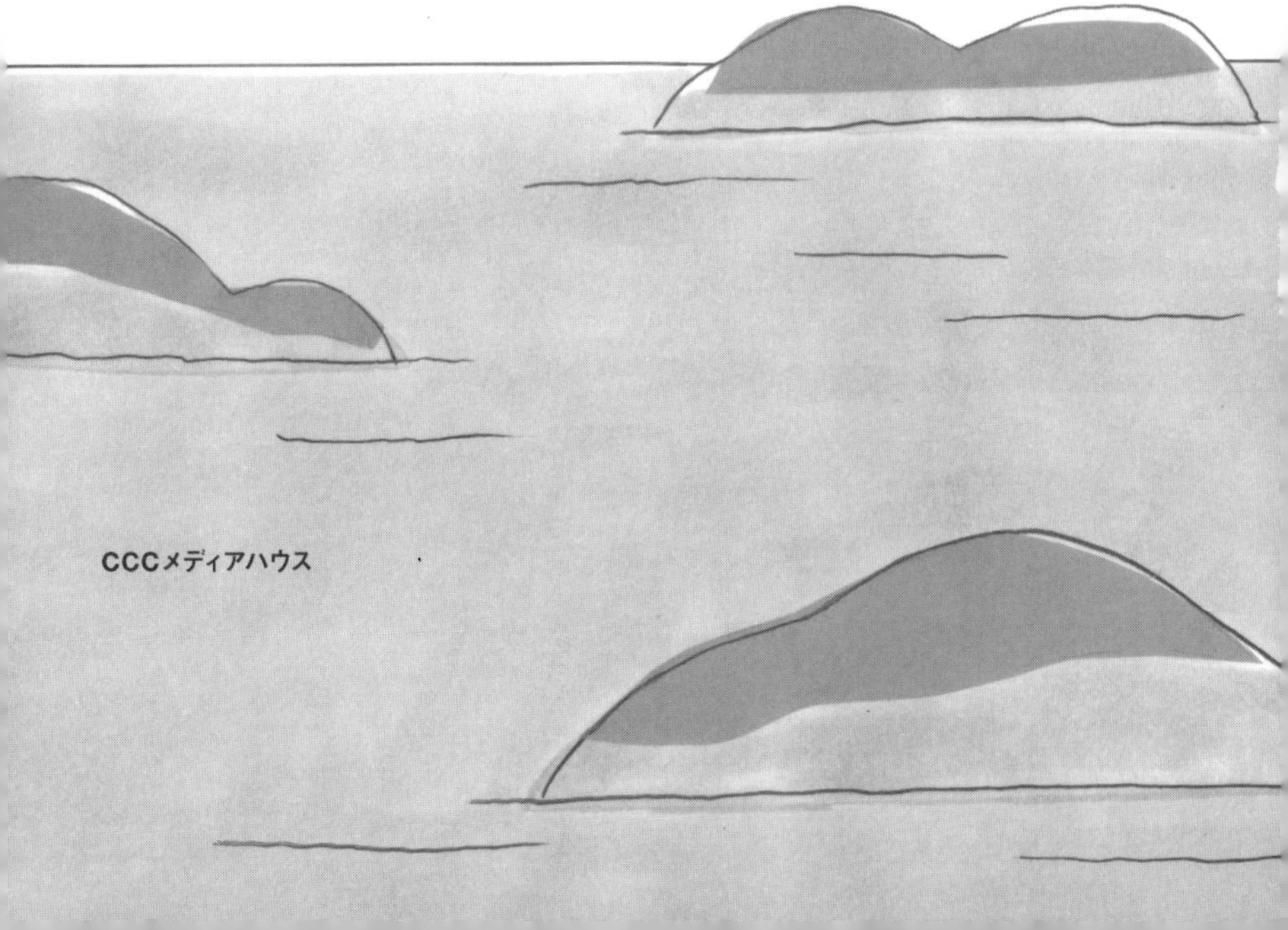

CCCメディアハウス

はじめに

うつ病を含む気分障害の患者数は厚生労働省によれば1999年には44万人だったものが、今では100万人を超えています。15年で倍以上になったのはなぜか。従来型のうつ病が減少し、新型うつ病の増加を見て、「豊かな生活のなかで苦労を知らずに育った、精神的にひ弱な人間が多くなったからだ」と言う人がいます。「うつ病の名を借りて仕事を休み、休業の手当金をもらっている単なる嘘《うそ》つきが多くなったからだ」と個人攻撃する人もいます。こうした発言は、今この時代を一緒に生きる人として、病気になった人に非難的・攻撃的な言い方をしてしまうということで、そのこと自体が社会が病んでいる証拠だと私は思います。なぜうつ病が増えたか、私の結論は「社会が病むとうつ病が増える」です。

では、社会が病む一番の原因は何か、それは日本全体にはびこった競争社会にあると思います。過激な競争社会で生き延びることに懸命で、精神的に余裕を持って子どもに向き合う時間が少ない親たち、就学すると勉強、スポーツ、そして音楽の世界まで日本一を目指し、他人に勝って生きていくことを教えられる子どもたち。学校は勉強以外は教えず、お互いに助け合いながら生きる人間の心を育てようとしません。いじめが横行し、自殺者まで出ているのに「いじめは存在しない」と言います。

このように大人と子どもがかみ合わないなかで、子どもの精神は力強く育つはずがありません。社会に出ると、競争社会を生き抜いている人々は敗者、弱者には優しくありません。明日は我が身といえるうつ病に対しても、優しくないのです。

うつ病の治療には周りの温かい支援が必須ですが、今のような競争社会では望めそうにありません。うつ病になると、皆、ひとりで戦わなければならないのです。せめてうつ病の患者さんに共感的に接する医療を提供したい、とうつ病と第一線で戦っている精神科医として切に思います。

社会とうつ病の関係として、次のことを挙げることができます。

●患者さんが社会の影響を受けやすい「生まれながらの自他の言動への敏感さ」を持っている。
●社会の機能不全によってうつ病になりやすい考え方、生き方が助長されている。
●競争社会はうつ病の発病を促し、改善・回復のブレーキになっている。

●食事文化が崩壊し、現代人の栄養状態をうつ病になりやすいものにしている。

したがって、うつ病を個人の病気としてのみ捉える治療では、うつ病は完全には治りません。社会がどのように病み、どのようにうつ病に関係しているのかを知らなければなりません。うつ病を社会全体の問題として捉えると、うつ病を治りにくくしている薬一辺倒の治療から脱皮できます。健康になるための運動とは何か、考え方とは何か、正しい栄養の摂り方とは何か、適切なストレス・マネージメント（解消）の仕方とは何か……と、より個人的問題に落として考えることで、うつ病に効果的な診断・治療法が出てきます。この意味で多くの症例を紹介させていただきました。

本書では、うつ病の改善、回復に有効な運動や考え方、栄養の摂り方、ストレス解消の仕方などを十分に取り上げます。とくに難治性うつ病といわれ、いつまでもよくならず、悩んでいる方たちに、「この本を読まずに、うつ病からの回復をあきらめるな」という強い思いで、本書をまとめました。回復のために役立てていただければ幸いです。

２０１５年１月

著者　廣瀬久益

うつが治る　食べ方、考え方、すごし方　もくじ

第1章　「うつ」が治りにくい理由vs9割の「うつ」が治る理由

第2章 栄養障害が「うつ」を招く！ 脳とこころを整える食べ方

第3章 ストレスで消耗したこころのエネルギーを高める生き方

第4章 「うつ」からの復帰力を高める こころリハビリテーションの原則

第1章

「うつ」が治りにくい理由 VS 9割の「うつ」が治る理由

低迷するうつ病の治療 2割しか治らない事実

うつ病と診断され、休職が必要とされる人のなかには、治療開始後2～3か月で、落ちていた気分が上向いて、やる気を取り戻し、職場に復帰していく人がいます。しかし、一度休職を必要とするうつ病になった人で、2～3か月で実際に回復できる人の数はさほど多くはありません。短期間での回復が難しい、というのがうつ病の実態でしょう。2～3か月で順調な回復を見せ、職場に戻っていく人の数は、全体の5～6割です。

しかしながら、その5～6割の人も「完全に復職した」とはいえないのがうつ病です。復帰後2週間くらいで職場に行くのがまたつらくなり始め、1～2か月で自分をすっかり消耗してしまい、うつ病を再発してまた休職することを余儀なくされる人が多いからです。1年後も職場にとどまって働いている人の数は、復帰した人のわずか2割程度でしょう。残りの8割もの人が、本当の職場復帰を果たせないで苦しんでいるというのが、うつ病に関しての一般的な治療実態です。

「うつ病はこころの風邪」といわれるのをよく聞きます。風邪のように誰でも、多くの人がかかる病気という意味では、そう言えるかもしれません。少年期は学校でのいじめ、青年期は職場環境への不適応、壮年期は仕事の重責やリストラ、初老期は心身の衰えといった問題で悩み、うつ病を発症します。女性は初めての出産や更年期障害などをきっかけにうつ病になりやすいことが、よく知られています。

うつ病を対象にした調査（川上憲人『世界のうつ病、日本のうつ病―疫学研究の現在』医学のあゆみ、２００６）の結果では、これまでにうつ病にかかった人の割合（生涯有病率）は３～７％です。ざっと14～33人に１人が一生のうちにうつ病にかかる計算になります。うつ病の患者数は厚労省の調査では約96万人（２０１３年）。これは病院でうつ病と診断され治療を受けている人の数で、未治療の人がこの数倍いるといわれています。未治療の人も含めた日本のうつ病患者数をＷＨＯ（世界保健機関）は３００万人、日本の専門家は６００万人と推計しています。

うつ病は、ある側面から見れば、確かにありふれた病気ともいえそうですが、復職率がたったの２割程度のこの病気を風邪といっしょにしてよいものでしょうか。風邪でも、肺炎などを併発すれば重症化することはありますが、ほとんどの場合は軽症で３日～１週間で回復します。うつ病は重症化することが多く、そうなれば生計すら立ちゆかなくなる病気で、自分の存在する意味を見失って自殺してしまう人も少なくありません。回復には多くの時間を要し、再発も多い病気です。決して「風邪のような心配のいらない病気」ではないのです。医師も患者さん本人も、周囲の人たちも、うつ病を正しく理解し、どう対応すれば回復につながるか、真剣に考えていく必要があります。

私は30年余り精神科の臨床にたずさわって、いろいろな精神科疾患の診断と治療を行ってきました。うつ病の患者さんもたくさん診《み》てきましたが、「うつ病」という診断名にひとくくりにされている患者さんたちも、一人ひとり、発病に至る経緯、病態が異なります。順調に回復しない患者さんがいれば、一体何がその人の回復を妨げているのか、一体どうすれば回復を促すことができるのかを考え、よいと思われる治療やケアを、各人に一つひとつ試してきました。

病気は医師が治すわけではありません。人には自然治癒力が備わっていて、患者さんが病気を自分で治すのです。医師は、患者さんが自然治癒力を発揮しやすいようにお手伝いするだけなのです。

私には、長年の臨床経験のなかで、うつ病の患者さんを治りにくくしている理由が見えてきました。それらの要点に上手くアプローチして治療やケアを進めれば、患者さんはうつ病から回復しやすいのです。

うつ病が治りにくい原因は
症状のみでの診断と薬一辺倒の治療

なぜ、うつ病は治りにくいのでしょうか。その最大の原因は、症状のみで、病態や原因を見ない診断基準（ＤＳＭ／精神障害の診断と統計マニュアル、アメリカ精神医学会）による診断と、抗うつ薬を主として薬のみによる治療です。

症状のみで原因を見ない診断基準の落とし穴

うつ病では、気分が落ち込んだり、憂うつになったりします。これは「抑うつ気分」といい、うつ病の特徴的な症状です。

健康な人でも気分は変化しやすく、良いときと悪いときがあり、落ち込んだり高ぶったりしますが、長くは続かないのが普通です。気分が大きく落ち込んで憂うつ感が生じても、少し時間が経《た》てば、軽快してきてそのうち解消するのが普通です。しかし、抑うつ気分が長く続いて消えず、生活に支障をきたすようになると、うつ病が疑われます。

患者さんは、病院に行って、さまざまな症状を訴えます。うつ病では、関心や興味を失う、意欲が湧かない、動くのが億劫《おっくう》になる、考えがまとまらない、眠れない、ひどく疲れる――などの心身症状を伴うことが多いので、学校や職場に行くのがつらくなり、行っても学業や仕事が手につかないので、行けなくなってしまいます。

自分から「何かおかしい」「うつかもしれない」と訴えて受診する人もいますが、心配した上司や家族に勧められて、受診する人もいます。

そして、いろいろな訴えをします。

・寝つきが悪く、朝早く目覚めてしまう。睡眠不足が続いている。頭がぼーっとして仕事が手につかない。睡眠薬が欲しい。

・疲れがとれない。朝から体調が悪く、出勤（登校）したくない。以前はらくにできたことができなくなり、同僚に迷惑をかけている。焦りがつのる一方、自分はもうダメだとも思う。上司から「疲れているようだから病院で診てもらって、少し休養したほうがいい」と言われた。

・最近、新聞も読む気になれないし、テレビもつまらないので見ない。好きだった釣りに行く気にもなれない。妻が「普通じゃない」と言う。自分はやっぱりおかしいのだろうか。

病院で、このように訴えれば、まず、「うつ病」と診断されます。精神科以外のかかりつけ医院などであればなおさら、診断に手間ひまをかけません。症状をチェックするだけで診断できてしまう国際的な診断基準が、うつ病の診断に広く使われるようになったからです。この診断基準を使えば、医師の精神科診療の経験の有無とは無関係に、わが国の民族性や文化的背景などを斟酌《しんしゃく》することなく、病名を診断できるのです。

以前はそれぞれの国によってうつ病の診断のしかたが異なっており、世界的規模でうつ病の研究をする際に統計処理が困難でした。そこで、診断基準のグローバル化が図られました。各国の民族性や文化的背景はもとより、より細かな個人の性格、生い立ちや生活状況などの病気の背景を無視し、国際的に共通する症状のみで診断基準をつくり上げたのです。現代は経済の分野でもグローバル化が進み、個別の問題は過小評価され、より非人間的な世界になっていますが、同じことが精神科医療の世界でも起こっていたわけです。

この診断基準は国際的にうつ病を研究するために有用です。しかし、病気は本来各人固有のもので、世界規模でその原因を抽出できるものではありません。原因が解明されるまでは、AさんとBさんのうつ病はそれぞれ違う病気であると考えるほうが科学的です。

うつ病を統計的に調査研究するためには、どのような患者さんを対象に研究するのか、とりあえず「うつ病」を定義する必要があります。そのためにつくられたのがこの診断基準で、元来は調査研究のためのものでしかありませんし、世界的な統計結果からうつ病の原因を究明できるとは到底考えられません。

かつて世界的に恐れられた結核の原因究明においても、グローバルな統計的な手法がその原因を見つけ出したわけではありません。結核の患者さん一人ひとりに対する現場での治療である臨床医学と基礎医学の積み重ねが、結核の原因を見つけ出したのです。すべての病気の原因究明は、個々人の病気について詳しく知ることから始まるのであって、それを切り捨てたグローバル化した診断基準では所詮、原因究明は不可能なのです。

このような研究用の診断基準がなぜ、必要であったのかと言えば、グローバルに展開できる薬物療法と無縁ではないでしょう。世界共通に行えるうつ病の治療は薬物療法のみで、精神療法などのその他の治療はむしろ個人的なものですから世界共通の診断基準を必要とはしません。薬物療法では、ある薬物を患者さんに使い、その結果をフィードバックしてさらなる有用な薬を開発して治療効果を高めていきます。多くの場合、その病気の原因がわからないまま薬が開発され、人に試されるのです。これらのいわば人体実験による薬の開発には、より多くの患者さんに薬を使い、統計処理で薬効を評価することが必要となってくるわけです。したがって、うつ病においても、このような世界的な診断基準が製薬会社や大学の研究室を中心に受け入れられるようになったのです。

「うつ病はこころの風邪」キャンペーンの罪

ここで、この診断基準が一般の診療の場で使われるようになったことを、歴史的に考えてみましょう。

1988年米国で、うつ病の新薬としてSSRI「プロザック」が販売され、わが国においても2000年以降、SSRI（選択的セロトニン再取り込み阻害薬）、SNRI（セロトニン・ノルアドレナリン再取り込み阻害薬）が続々と販売されました。そのとき、製薬会社の戦略として、精神科以外の医師にもその薬を使ってもらう計画が大々的に進められました。

その計画の一つが「うつ病は心の風邪」キャンペーンでした。「うつ病は誰もがかかる、心の風邪のような病気なので、早期発見、早期治療で簡単に治る。まずはかかりつけ医に相談しましょう」と大々的に呼びかけたのです。

しかし、この言葉には3つの嘘がありました。早期発見、早期治療は当時、癌《がん》の治療で盛んに言われていたことでしたが、うつ病の治療では診断も治療も確立したものはなかった状態でしたので、早期に発見できてもなかなか有効な治療につながらなかったはずです。それに、精神科の医師が治療してもそんなに簡単には治らない「うつ病」を、精神科医でないかかりつけ医が治せるはずがありませんでした。

製薬会社はさらに、主要都市で何千人もの収容が可能な大会場を使って、精神科と他科の医師を集め、SSRI、SNRIのセミナーを開催しました。そこで権威者と呼ばれる精神科医がうつ病について簡単な説明と簡便な診断法を講義した後、それらの薬についての有用性を論じ、副作用が少なく気楽に使えると宣伝しました。私も一度その講義に参加したことがありましたが、その規模の大きいことに驚き、テンションの高さに違和感を覚え、一種の洗脳めいたものを感じました。

死に至る病である「うつ病」の治療を精神科医以外のにわか仕立てのうつ病の専門家に委《ゆだ》ねる試みが、製薬会社のみの判断で行われたわけです。

後でわかったことですが、そのモデルは、米国にあり、その商業ベースの考えが、そのままわが国に導入され、再現されたのでした。そして、製薬会社のもくろみはほぼ成功しました。それを私が実感したのは、精神科以外の医師からの紹介状のなかに、ＳＳＲＩ、ＳＮＲＩが投薬内容として記述されていることを見出し始めたときでした。

それ以前は、精神科以外での抗うつ薬などの投与はきわめてまれで、夜尿症など特殊な場合に限られていました。精神科以外の医師は、専門外であるとして、安易には精神科領域の薬を投与しない節度を持っていたのでした。

製薬会社がこのように精神科以外の医師にも「うつ病」にＳＳＲＩを使わせるようになった背景には、米国で精神疾患の診断基準が作成され、症状から診断をすることが可能になったということがあります。従来のように精神科治療のトレーニングを長年にわたって受けることをしなくても、医師免許を持ってさえいれば誰でも、即座に診断・治療が可能になったわけです。

そして、このような診断の簡便性は、精神科の医師にまで影響を与えました。精神科医のなかに、病気の成り立ちを考えることなく、その症状から簡単にうつ病と診断できる診断基準（ＤＳＭ、25ページ）を受け入れ診断し治療する者が現れ、またたく間に日本中に広まってしまったのです。

本来、精神科医療は、職人芸的要素が多く、診断と治療には医学に関して多くの知識と経験が、さらには自分自身を磨くことが重要で、それには多くの時間と不断の努力が必要です。ひと昔前、精神科医は、患者さんの生育歴、性格、家庭環境、職場環境、対人関係のあり方などをよく聞き、心理的背景なども考慮しつつ、うつ病の成り立ちを考え診断し、精神療法、各種薬物療法などを組み合わせて治療してきました。

しかし、現在ではこれらの点がおろそかにされてしまっています。私たち精神科医は、この診断基準を導入することを、もっと慎重に考える必要があったのです。

結果として、製薬会社のこの戦略は、ＳＳＲＩ、ＳＮＲＩの販売成績を伸ばし経済的には成功しましたが、本来の目的である「うつ病」の治癒率を上げて医療に貢献することには失敗しました。製薬会社が行ったこの戦略は、診断基準（ＤＳＭ）とともに、うつ病を

図表１　うつ病の診断基準（DSM－Ⅳ）

●以下の症状のうち、少なくとも１つある
１.抑うつ気分
２.興味または喜びの喪失
●さらに以下の症状を合わせて合計５つ以上ある
３.食欲の減退あるいは増加、体重の減少あるいは増加
４.不眠あるいは睡眠過多
５.精神運動性の焦燥または制止（沈滞）
６.易疲労感または気力の減退
７.無価値感または過剰（不適切）な罪悪感
８.思考力や集中力の減退または決断困難
９.死についての反復思考、自殺念慮、自殺企図
●上記の症状がほとんど１日中、ほとんど毎日あり、２週間にわたっている症状のため著しい苦痛または社会的、職業的、または他の重要な領域における機能障害を引き起こしている。これらの症状は一般身体疾患や物質依存（薬物またはアルコールなど）では説明できない。

急増させる要因となり、ちまたには多くのうつ病患者さんがあふれ返るようになりました。精神科はもとより、内科、外科、婦人科、耳鼻科などでもうつ病と診断される人が増え、「私はうつ病です」と病院や薬に頼りきる「うつ病依存症」といえそうな人まで現れています。

精神科診療の垣が低くなったこと自体は、いろいろな悩みを持つ人が精神科診療を受けやすくなり、人々の幸せな人生に医療が貢献できるという意味では素晴らしいことです。しかし一方で、自分の人生を自己努力で生きることを怠り、病人として薬やカウンセリングなどの医療に頼って依存的に生きる人が増えれば、これはたいへんな事態で、人のここ

ろの自立性を蝕《むしば》む医原病であると言わざるを得ません。

このように今日の医療現場は、症状のみで原因を見ない国際的な診断基準（ＤＳＭやＩＣＤ）がすっかり定着し、うつ病はこれに頼って診断され、ＳＳＲＩ、ＳＮＲＩ中心の治療が主となっているのです。

多くの医師は、患者さんの訴えを診断基準に照らし合わせながら聞き取り、疑われる病気を推測し、うつ病の診断基準の項目を満たしていると「うつ病です」と診断します。また、わずかに満たしていないときは、「うつ病のようです」と診断します。

そして、治療としてはＳＳＲＩ、ＳＮＲＩなど抗うつ薬を出し、休養が必要であることを伝え、求められれば数か月の休業を要するという診断書を書きます。睡眠、栄養、運動、生活リズムについての注意をしたりすることもありますが、私から見ると、残念ながら不十分としか言いようのないものです。

うつ病の治癒率の低さ、再発の多さ、難治性うつ病に移行する症例の多さは、こうした一辺倒の診断と治療に問題があるからだと思います。

国際的な診断基準による診断は、症状だけチェックすればいいので、大変わかりやすく、経験の豊富な医師でも経験の浅い医師でも同じように診断できます。しかし、このように簡便であるがゆえに、この診断基準は多くの問題を含んでいます。なかでも最も重要な問題は、この診断では治療に結びつかないことが多い、ということです。国際的診断基準によってうつ病（大うつ病）と診断されても、臨床上は同一疾患ではなく、そこにはさまざまな病態が存在します。この病態別の診断ができない限りは、それぞれの病態に有効な治療に結びつかないのは当然のことです。したがって、それらの診断は直接的にはうつ病の治療に役立ちません。しかし、実際にはそうした問題が斟酌《しんしゃく》されることなく、国際的診断基準でうつ病と診断されるや否や、ＳＳＲＩやＳＮＲＩが投与されているのが現実です。もちろん、その治療への反応は至って悪いのです。

抗うつ薬は３割程度にしか効かない

うつ病の薬物療法は、抗うつ薬を中心として、症状に応じて他の薬を併用します。不安が強い人には抗不安薬（マイナートランキライザー）、不眠が強い人には睡眠薬、反応性が見られる人（親しい人の死をきっかけに発病し、そのことに触れると症状が悪化するようなケース）には抗精神病薬（メジャートランキライザー）を併用します。

こうした薬の服用を続けると、個人差はありますが、通常2～6週間で効果が現れてきます。抗不安薬や睡眠薬は有効性が高く効果が早く現れますが、抗うつ薬は有効性が低く、効果が現れるまでに時間がかかります。

抗うつ薬中心の治療で5～6割の患者さんが改善し、回復に向かう、と言えば抗うつ薬が5～6割の人に効果を示すように聞こえますが、これは数字のマジックで、実際は3割程度の人にしか効果が現れないというのが一般的評価です。なぜなら、抗うつ薬を使わなかった場合でも、2～3割の人が自然に改善するからです。

新しい薬も出ているのに、効果がたった3割だなんて……と意外に思うかもしれません。確かに、抗うつ薬は第4世代と呼ばれるタイプも開発され、種類もそろってきました。現在、使用されるのが最も多いのはSSRI（選択的セロトニン再取り込み阻害薬）とSNRI（セロトニン・ノルアドレナリン再取り込み阻害薬）です。

セロトニン、ノルアドレナリンとは、脳内で情報を運ぶ物質（神経伝達物質）の一種で脳の神経細胞は情報をやり取りする枝を伸ばして他の神経細胞と結合し、多数集まって神経回路を形成しているのですが、その結合部（シナプス）で前者が神経伝達物質を放出し、後者がこれを受け取ることで情報を伝えています。

神経伝達物質は感情と深く関係しています。セロトニンは感情を安定させる働きがあり、不足すると落ち込みやすくなります。ノルアドレナリンは覚醒水準を高め、集中力を上げ、行動を促す働きがあり、不安や怒り、緊張などにも関係しています。うつ病ではセロトニン、ノルアドレナリンが不足し、気分の落ち込み、イライラ、不安、集中力の低下、意欲の低下などの症状が出現し、すなわちうつ状態となります。

抗うつ薬は脳内のセロトニン、ノルアドレナリンを増やす（シナプス内の濃度を高める）ことで、うつ状態を改善します。三環系、四環系抗うつ薬はセロトニン、ノルアドレナリンだけでなく、他の神経伝達物質も増やすため、口渇、便秘などの副作用が強く出ます。副作用が出て、十分量を使用できないこともあります。

ＳＳＲＩはセロトニンだけ（選択的に）増やします。効果は三環系、四環系とほぼ同じか、少し弱い程度ですが、副作用が少なく、使いやすいため、第一選択薬として用いられています。うつ病のほか、不安障害や強迫性障害にも効果を示すことがわかっています。

ＳＮＲＩはセロトニン、ノルアドレナリンの両方を選択的に増やすので、三環系、四環系に比べて副作用は少なく、同等の効果が期待できます。

しかし、ＳＳＲＩやＳＮＲＩにも①効果が現れるまで時間がかかる、②悪心、おう吐、下痢《げり》などの副作用が出る……といった問題があることがわかってきました。

ＮａＳＳＡ（ノルアドレナリン、セロトニン作動性抗うつ薬）は新しいタイプの抗うつ薬で、ノルアドレナリン・セロトニンの働きを強めることで抗うつ作用を発揮します。臨床試験では効果が早く現れ、長く続くことが確かめられています。ただし、臨床試験で眠気、口渇、倦怠感《けんたいかん》、便秘などの副作用が高頻度に認められています。

薬物療法は通常、ＳＳＲＩかＳＮＲＩで開始します。症状や病態によってははじめから十分量を用いる場合と少量から始めて徐々に増やしていく場合がありますが、早ければ２週間、一般に２～６週間、遅ければ12週間ほどで効果が現れます。12週間以上投与しても効果が見られない場合、抗うつ薬の変更を検討します。

「うつ」を治りにくくしている7つの要因

うつ病がよくならない根底には、ＤＳＭと薬一辺倒の治療があることを述べてきました。

しかし、新たな診断法と治療手段を実践している精神科医から見ると、患者さんの治療の受け入れ方や、医師の診療にも、多くの問題があります。

①受診が遅れるうつ病のタイプ

うつ病に特徴的な症状は、「いつも落ち込んでいて、楽しめない」「朝に調子が悪く、夕方～夜に回復する」「眠れない」「食欲がない」など悲哀感を中心としたものです。この悲哀感は正常でもある感情で、うつ病時の病的な悲哀感と区別がつきにくいものです。昨今は、これにあてはまらない症状を示すうつ病が多くなってきました。新型、現代型、非定型などと呼ばれるうつ病で、若い世代に多く見られます。本人も周囲の人もうつ病と気づかず、受診が遅れる例が増えてきました。とくにストレスによるうつ病は病状が進むほど、治療開始が遅いほど、治りにくくなります。

②抗うつ薬があまり効かないタイプ

抗うつ薬の有効性はそれほど高くありませんが、抗うつ薬がよく効くのはルールや決まりを厳守するタイプの人（メランコリー親和型と呼ばれている）で、他のタイプの人にはあまり効かないとされています。したがって、うつ病の病態別診断がここでも重要で、これを欠くと効果の出ない薬を服用し続けることになります。

③うつ病と他の病気を合併

うつ病であっても、うつ病だけとは限りません。社交不安障害、PTSD（心的外傷後ストレス障害）、統合失調症などを合併する例があります。症状による診断だけでは見逃されることがあります。

④うつ病と紛らわしい他の病気

「うつ病の症状」はうつ病以外の病気でも見られます。不安障害（社交不安障害、強迫性障害、パニック障害など）でも見られることが多く、統合失調症でも初期にはうつ状態が目立つので、うつ病と間違われることがあります。

とくに間違われやすい病気は、うつ病の仲間（うつ病と同じ気分障害の一種）である双極性障害Ⅰ型、Ⅱ型、Ⅱ型½（気分循環性障害）＝図表2＝です。双極性障害とは気分の高揚と落ち込みを繰り返す病気で、落ち込んでいる時期にはしばしばうつ病と間違われます。気分循環性障害は気分の振幅が大きい病気で、この気分の変動に消耗し落ち込んでいるとき（まさに消耗性のうつ状態）に受診すると、うつ病と診断されやすいのです。また、精神科疾患以外の病気でもうつ病の症状が見られます。その代表は甲状腺《こうじょうせん》機能低下症で甲状腺機能検査（血液検査で可能）でのみ診断可能です。主治医がうつ病診断のときにい

図表2 気分障害とうつ病

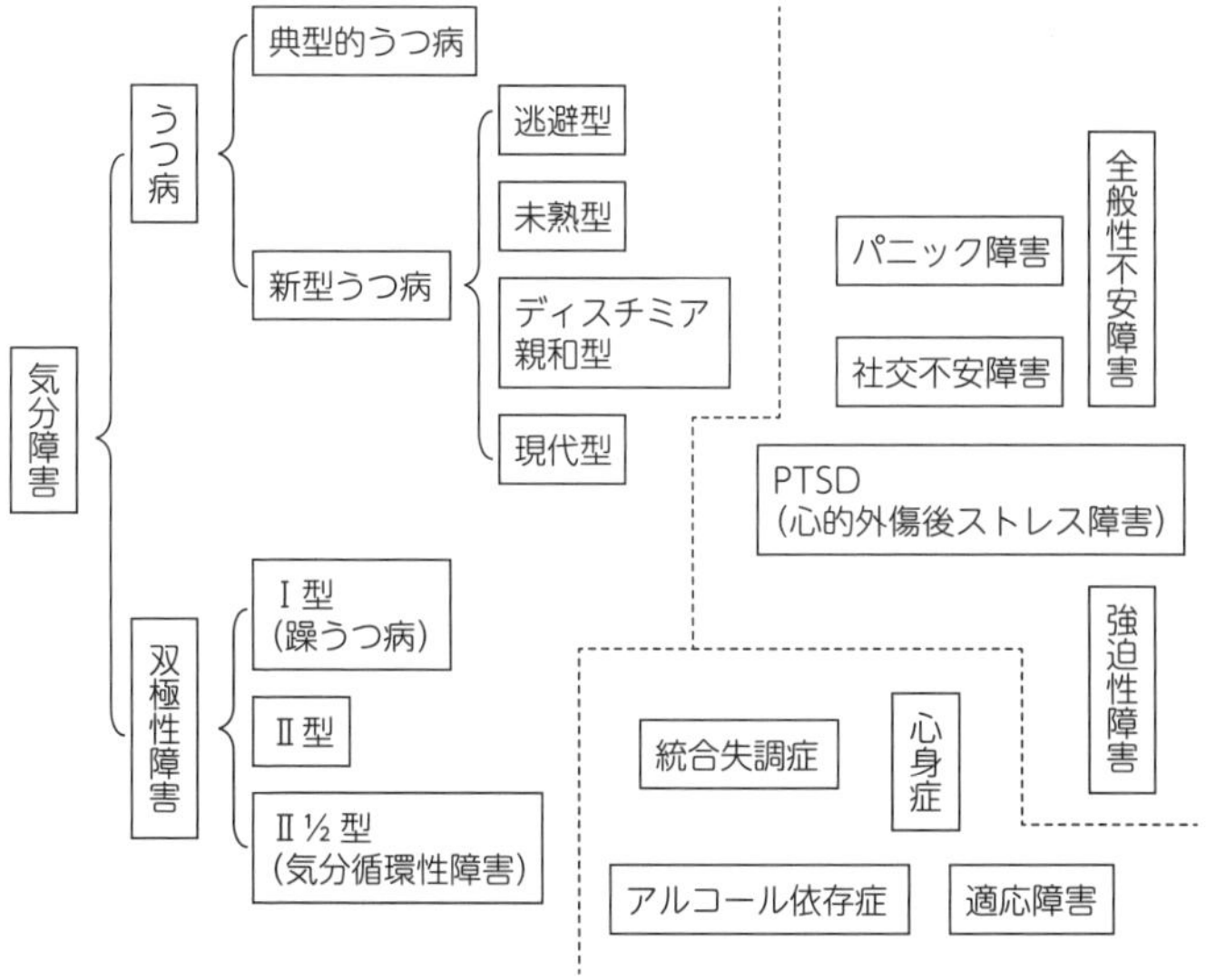

つも注意する必要がある疾患です。

⑤「うつ病」を起こす栄養欠乏症

「うつ病の症状」があり、うつ病のように見えて、実は栄養欠乏症――。

近年では、栄養の欠乏でうつ病になる例が多いことがわかってきました。栄養素の鉄、たんぱく質、ビタミンB_6、ナイアシン、葉酸（ビタミンB群の一つ）などが欠乏すると、脳の機能障害が生じ、うつ状態に陥ることが少なくないのです。原因が栄養欠乏なので、抗うつ薬を服用しても、栄養を補給しない限り改善しません。

⑥「休養」の勘違い

「休養」はうつ病治療の柱の一つ。この「休養」は会社や学校を休み、自宅で過ごすというのが普通です。ストレス源（仕事、学業、家事など）から離れ、低下した心的エネルギーの充電を図るためです。

うつ病の患者さんは元来まじめな性格な方が多く、休みを取って何もせず過ごすことに罪悪感を覚えたりします。「皆が働いているのに自分だけ」と後ろめたく感じ、買い物や旅行はもちろん、散歩さえも控える人が多いのです。実際に周囲にも「病気で休んで好きに楽しんでいる」と非難する人が多くいるのです。

家のなかでじっとしている「安静」のような過ごし方だけが「休養」だと思われがちですが、これは勘違いです。風邪をひいたときの「休養」は効果的ですが、うつ病になったときの「休養」は逆効果です。うつ病になったら、できるだけ早くリハビリをして活力を上げることが大切です。

⑦精神療法がおろそかにされている

精神療法はうつ病治療の柱の一つですが、実際に行われている治療は薬物療法中心で、精神療法はあまり重視されていないようです。治療者が薬（抗うつ薬、抗不安薬、睡眠薬など）に頼り過ぎて、精神療法をおろそかにしていることがうつ病の改善率、回復率を低くしています。精神療法には次のようなものがあります。

・支持的療法：患者さんの気持ちを理解したうえで、患者さんと一緒に考え、病状を改善していく。
・認知療法：「うつ」につながる物事の捉え方、考え方に患者さん自身が気づき、修正していく。
・行動療法：目標を設定し、達成感が得られるようにしていく。
・認知行動療法：認知のゆがみを見つけ、行動を正していく。
・人間関係療法：人間関係がうつ病のベースになっている場合、この問題を解決できるよう考えていく。
・運動精神療法：こころに効く運動を続け、「うつ」に陥っているこころを元気にしていく（161ページ参照）。
・リワークプログラム（復職のためのリハビリプログラム）：「こころのリハビリ」によって落ちた活力を高めていく。復職率の向上が確かめられている（199ページ参照）。

「うつ」の治癒率を高める診断と治療の工夫

診断基準DSMで診断されたうつ病（大うつ病）は単一の疾患でありません。後に示す数々の症例からも明らかです。症例にはインターフェロン療法によるうつ病、子どものうつ病、夫婦の不和によるうつ病、介護疲れによるうつ病、原因の不明なうつ病（内因性うつ病）、低たんぱくによるうつ病、鉄欠乏症によるうつ病などあり、病気の成り立ちがそれぞれ違っています。

うつ病の治癒率を上げるには、病気の成り立ち、原因、病態などをきちんと把握する診断、それらに対応した効果的な治療と正しいケアが必要です。

ストレスによる消耗性のうつ病が最多

当院の2014年8月からの2か月間の新患117名を調査した結果、64名（約55％）

がＤＳＭの大うつ病の診断基準に当てはまっていました。その成り立ちはさまざまでしたが、３つの傾向がありました。

①長期のストレスによるうつ病（ストレス消耗性うつ病）が一番多かった（１１８ページ参照）。

そのなかにはＰＴＳＤや気分循環性障害が併発していることが多く、とくに気分循環性障害は大うつ病64名中54名に見られました。また、小学生のストレス消耗性うつ病が増えている印象も受けました。

②栄養障害によるうつ病が多かった。

③従来の内因性うつ病は少なかった。

ＤＳＭに代わる病態診断

治療効果を上げるためには、ＤＳＭに頼らない有効な診断と、それに基づく治療法が必要になってきます。この本では、私が臨床経験を活《い》かして工夫したうつ病の診断と治療法を紹介します。それは、まず、うつ病の重症度を治療期間から3つに分類（「うつ病の3分類」）します。そして、それぞれの病気の成り立ち（原因）を検討し、対処していきます。精神療法、栄養、運動、生活リズムの調整など薬以外の治療も積極的に取り入れた治療です。

しかし、臨床上、抗うつ薬がまったく不要かというとそのようなことはありません。抗うつ薬は、希死念慮（死にたい願望）の強いうつ病によく効きます。また、不安、抑うつ、神経因性疼痛《とうつう》にも効果があることがあり、他の治療法を活かすためにも有用です。副作用に気をつけて、有効性を考えながら、投与することが重要です。効かない薬を漫然と投与することは医師としての倫理にもとると考えますが、薬を効果的に使用することは大切なことです。もちろん治療の主役は自然治癒力ですので、「それを邪魔しないような薬でなければならない」というのは当然のことです。

余談ですが、最近「すべての薬をすぐに止めなさい」と主張するカリスマ的な医師がいて、その医師の言うとおりに断薬した患者さんが、症状が悪化して診察を求めてくるケースが増えています。精神科領域の断薬は時間をかけて減量するのが大原則ですので、精神科の臨床経験がある医師が「すべての薬をすぐに止めなさい」などと患者さんに言うことは絶対にありません。断薬の離脱症状のことがわかっていない先生に限ってそのようなことを患者さんに頭ごなしに指示します。自分が行った治療の結果がフィードバックされないと、その医師自身がいつまでも間違った治療に気づかないことになってしまいます。断薬して症状が悪化した場合、患者さんは、その断薬のやり方を指示した医師のところへ行ってお話しするべきなのです。

治療法が見えてくる「うつ病の3分類」

うつ病の診断は、治療効果が上がる分類をすることから始まります。私は、治癒までに要する時間の長さの違いで、うつ病を分類しています。短時間で治癒するものは脳のバランスが損なわれただけの比較的軽度のうつ病（第1群）、数か月で治癒するものは脳が機能障害を起こしている中等度のうつ病（第2群）、治癒するまでに数年かかるものは脳の細胞レベルの破たんをきたし、脳が機能不全を起こしている重症のうつ病（第3群）と分類しています。この分類によってそれぞれに有効な治療法が考えられ、日常の診断・治療に大いに役立ちます。

第1群　短時間治癒型うつ病（一過性のうつ病）

ストレスがかかると一過性のうつ状態になることがあります。インフルエンザや手術の直後のように身体的ストレスがかかると、体はだるいし、気力は湧かないでうつ気分にもなってしまいます。また、失恋すると落ち込むのは人の常であり、心的ストレスがかかってうつ状態になります。これらは、強いストレス下にある心身の動きをロックして、安静を保って自己防衛する脳の正常なメカニズムといえるかもしれません。しかし、このロックが長引くと、うつ病になり生活に支障をきたすようになります。治療としては、ストレス源を取り去るために、身体症状を改善する、環境を整える、精神療法を行う、少量の抗不安剤を使う、などで速《すみ》やかによくなります。なかでも精神療法が一番大事です。この場合の精神療法は、このロックを上手に外せばよいと患者さんのこころに伝えるだけで、上手くいきます。もうこれ以上、心配しなくても大丈夫と安心させてあげることが必要なのです。考え方は至ってシンプルですが、実際は医師の持つやさしい雰囲気と、信頼してもらえるように説明を真っ向勝負で行うパワーを要する治療です。

第2群　脳機能障害型うつ病（脳内の生化学的異常が考えられるうつ病）

これらのうつ病には神経伝達物質をはじめ、脳内の多くの生化学反応が関与すると考えられます。神経伝達物質が減少する内因性うつ病はこれに分類され、治療法としては、神経伝達物質を増やす抗うつ薬や、脳内の生化学反応をリセットするであろう電気けいれん療法が有効と考えられます。数か月で回復しますが、再発するケースも多く見られます。

鉄、たんぱく質、ビタミンB_6、ナイアシン、葉酸などの欠乏で起こるうつ状態もこれに分類されます。栄養素の欠乏は摂取不足や遺伝的要因によるものです。それぞれ欠乏している栄養を摂取することで改善します。

第3群　脳機能不全型うつ病（脳内の変性が考えられるうつ病／ストレス消耗性うつ病）

長期のストレスにより消耗し、恒常的に心的エネルギーが低下したうつ病を「ストレス消耗性うつ病」と私は呼んでいます。ストレスが持続的に続くと、副腎《ふくじん》からコルチゾールというホルモンが出て、ストレスが引き起こす害からわれわれの身を守ってくれます。しかし、ストレスが長く続くと、コルチゾールが脳内に入り脳にダメージを与え、うつ状態となります。このダメージの修復には長い時間が必要で、うつ状態は容易には改善しません。抗うつ薬はほとんど効果がなく、生活リズムを整え、栄養、運動、睡眠を十分とり、体に宿る自然治癒力を引き出すことが治療の基本となります。

また、ストレス消耗性うつ病になる人はストレスを溜《た》め込みやすい考え方、生き方を持っています。それらを変え、さらなるストレスを溜めないことが、治療や再発予防の観点からも重要なことです。考え方、生き方は、幼少期から思春期の家族、学校、社会の養育的な環境に左右されます。そのためそれらの機能不全がこの第3群のうつ状態に大きく影響するので、それぞれの機能不全をよく理解し、考え方や生き方を修正することが必要です。さらにうつ病で長期休業をすることは、まさに、人生の想定外の出来事で、トラウマ(こころの傷)になることが多く、そのケアも必要です。トラウマがあるとなかなかうつ病の治療に入れないからです。ストレス消耗性うつ病は、回復に時間がかかるので、自分の心的エネルギーのレベルを正しく自覚し、焦って、オーバーワークにならないように工夫することが重要です。

病気の成り立ちから診断・治療

うつ病になる素地を遺伝要素や幼少期体験から見つけ出し、ストレスが溜まった原因を明らかにするなど、病気の成り立ちを考えた診断が、治療効果を上げるために必要です。これには国際的診断基準は必要ありません。また、診断を行う際に明らかになった原因は、治療対象となるため、いつも診断と治療は一体です。ここでは第3章で詳しく説明するストレス消耗性うつ病の場合を例にして考えてみましょう。

ストレス消耗性うつ病は、慢性的にストレスにさらされ続けながら、徐々に消耗しうつ病になります。そのためストレスが溜まりやすい要因を見つけ出すことが診断の中心になります。生まれつきの過敏性や、機能不全家族（社会）のなかで培った考え方や生き方に問題はないか、ストレスのマネージメント（解消）のスキルを身につけているか、栄養を摂り運動を取り入れた生活リズムで心身の健康状態を保ち、ストレスに十分対抗できる状態か、仕事に忙殺され過度なストレス状態が続いていないか……など、患者さんの幼少期から現在に至るまでを順次に検討していくのです。そして、見つけ出したそれぞれの病気の原因に対処する治療を行います。

うつ病には栄養療法が欠かせない

従来の栄養療法では、栄養は病気の治療を支える補助と考えられていました。しかし、うつ病の治療においては、栄養療法が治療の主役になることもあります。うつ病の原因が鉄欠乏症であったり、たんぱく質の欠乏であったり、うつ病の素地としてビタミンB_6やナイアシンなどの先天的な不足があったりと、うつ病と栄養は密接な関係にあります。したがって、これからの医学の世界においては、栄養療法の占める割合が大幅に増すことは確実でしょう。栄養療法については第2章で少し詳しくお話しします。

こうした診断と治療の工夫とリワークプログラム（第4章）の併用により、一般に2割程度に過ぎない復職率が当院では9割に達しています。

症例からうつ病のさまざまな病態と原因を知る

うつ病を理解し、改善していくには、「うつ」が個人史（ヒストリー）のどのあたりで芽を出し、どのような経緯で、どのような病態となって現れているか、よく知ることが重要です。その手がかりとして、さまざまな病態の症例を紹介します。なお、各症例とも、患者さんのプライバシー保護のため、１人のケースではなく、同じような複数のケースを合わせて一つの症例として構成したものです。

症例１：40代女性、主婦

インターフェロン治療中にうつ病に

【経緯】C型肝炎でインターフェロン治療中にうつ状態となり、他院で抗うつ剤の治療を受けましたが、効果がなく、当クリニックに来院しました。不安が強かったため少量の抗不安薬を処方し、栄養療法（アミノ酸、鉄、ビタミンB_6、葉酸、ナイアシンなど）を行って、症状はいくぶん改善しました。その後、インターフェロン療法が終了し、うつ状態は速やかに改善しました。

【解説】インターフェロン療法がうつ病の原因になることは、以前からよく知られていました。最近、うつ病の発症に炎症性物質が関与しているとの報告がありました。そうであるならば、抗うつ薬より炎症を抑える薬のほうがうつ病に効くかもしれません。しかし、現在はまだ、研究の段階ですので、自分で人体実験はしないでください。一般の人が、今できることは、健康な体づくりをすることにつきると思います。このケースではインターフェロンを中止すると、うつ状態は速やかに改善しました。

【病態診断】「うつ病の3分類」(前述、39ページ)の第2群に相当します。

【治療】抗うつ薬の効果はほとんどありませんでした。不眠による健康度の低下予防のため、睡眠剤を10日ほど使用し、中止しました。原因(インターフェロン治療)の除去によって完治しました。栄養状態、日常生活、運動に問題はありませんでしたが、栄養療法や運動は完治後も続けてもらいました。

症例2　17歳　女子高校生

「ストレスの身体化」によるうつ病

【経緯】不登校の高校生で、無理に登校しようとすると体温が38度以上になります。慢性的なうつ状態で、希死念慮(死にたい願望)も強く、抗うつ薬を服用しても効果がありません。結局、退学したところ、体温は平熱に戻り、うつ状態は軽減しました。その後、家事など手伝うようになりましたが、復学、就職の見通しが立たないまま治療は終了しました。

【解説】 一般的に、高校生までの年齢では、自分のこころで感じたことを言語化する（言葉で表す）力が未熟で、「何がストレスになっているか、自分がどのような精神状態にあるか」がよくわかりません。したがって、うつ病（うつ状態）の自覚がまったくないことが多いのです。ストレスがかかり過ぎると、別の形で、頭痛、腹痛、慢性の倦怠感、強迫（無意味な行動や考えの繰り返し）、ゲーム依存、過食、拒食、自己臭恐怖……など、さまざまな症状となって現れます。

なかでも、未成年者によく見られるのが「ストレスの身体化（身体の不調感）」です。37度台の熱発はよく見られますが、このケースのように38度を超える「高い熱発」はまれです。また、「ストレスの身体化」は成人以降も現れますが、幼少期・思春期に自分の感情を言語化できない家族、学校の機能不全（人間教育を担う役割を果たしていない）がベースにあることが多いようです。

【病態診断】「うつ病の3分類」の第3群に相当します。ストレッサー（ストレスのもと）の除去（退学）により、発熱の症状はなくなったものの、慢性ストレスによる脳のダメージは大きく、心的エネルギーの低下が長く続くと思われます。栄養療法、運動療法、生活のリズムづくりなどにより、脳のダメージの回復を目指す必要があります。また自分で考えることのできる力を構築するためのカウンセリングも必要です。

【治療】 原則として未成年のうつ病では、抗うつ薬は副作用を考えて使用しないことにしています。セントジョーンズワート（ハーブ）、トリプトファン、5HTP、フェニルアラニン、チロシン（いずれも脳内で働く神経伝達物質の材料となるアミノ酸）、ビタミンB群などのサプリメントが薬剤より有効なことが多いようです。

症例3 60歳女性　無職

心配性で、不安でたまらなくてうつ状態に

【経緯】 息子が単身赴任したことで、ひとり暮らしになり、孤独感で寂しく、食事ものどを通らなくなりました。うつ状態になって約1か月後に来院しました。もともと心配性で、いつも息子がどうしているのかと心配し、頭のなかはそのことでいっぱいの状態になってしまうのでした。このような人は「自分だけがこのようなつらい状況にある」と思い込んでいます。そこで「あなたと同じような人はいっぱい受診されます。軽いお薬を飲めば、数週間でみなさんよくなられますよ」と話し、少量（子ども量）の抗不安薬を出しました。2週間後、元

気に来院し、「もうすっかりよくなりました。この前、先生の話をうかがって、この病院を出る頃には、もう半分治った気がしました」と話されました。処方した薬はまったく服用しなかったそうです。

【解説】このようなケースは意外に多く、初診時はかなり重症のうつ病のように見えますので、重症のうつ病が短時間で劇的に解決したように錯覚します。短時間で解決したのは、このうつ病がもともと軽症だったからでしょう。

【病態診断】「うつ病の3分類」の第1群に相当します。脳のダメージはほとんどなく、考え方の混乱、つまり、脳機能は正常だが、その操作を間違えた状態と考えられます。したがって、医師から正しい操作方法を教えてもらうと、正常に脳機能は作動するわけです。

【治療】精神療法が重要です。まず、不安から解放し、よくなることを確約してあげることが重要です。ときに催眠療法的手法が役立ちます。ほとんどの場合、抗うつ薬は不要です。

症例4　40歳男性　会社員

機能不全家族が関係したストレスによるうつ病

【経緯】妻と家庭内別居状態。仕事は休みがちで、出勤しても遅刻が多く、職場から「休んでゆっくり治療するように」と言われました。他院で抗うつ薬による治療を受けていましたが、効いている様子はありません。希死念慮が強く、自殺未遂を繰り返しているとのこと。職場の上司に勧められ、当クリニックに来院しました。自分の気持ちを人に言えないことがわかり、それを改善するための精神療法（アサーショントレーニングなど）を試みようとしましたが、興味を示しません。そこで、キックボクシングを取り入れた運動精神療法（161ページ参照）を提案しました。

初回の治療（キックボクシング）で、希死念慮の強い状態にもかかわらず、「楽しかった」と明るい表情になりました。治療を続け、数か月後には「最近、死にたいと思わない」と言うようになり、うつ状態は意欲の低下を残してほぼ改善しました。抗うつ薬は減量し、中止しました。

その後、順調に回復し、無事、仕事に復帰しました。約2年で治療は終了しました。

【解説】この患者さんは、子どもの頃、アルコール依存症の父親が酔って暴力的になり、怖い思いをしながら、自分からトラブルを起こさないよい子として生きてきました。優秀な成績で大学を卒業し、一流企業に就職して結婚……と一見順調な人生を歩んできましたが、もともと対人関係で気をつかい過ぎ、つい頑張り過ぎてしまいます。頑張っても疲れたと感じることはありませんでした。相手の気持ちも、望むことも人一倍よくわかるのですが、自分の気持ちや願望がわかりませんでした。

子どもができず、夫婦仲も冷え込み、仕事で忙殺される日々が続き、うつ病を発病しました。もともと人との約束は必ず守り、まじめに生きてきたのですが、発病後は遅刻、無断欠勤を繰り返し、上司に何度改善を約束しても、それを破ってしまいます。もう自分なんか生きている価値はないと感じ、自殺を試みましたが、そのつど助けられ、みんなに謝罪とお礼を言うものの、自分自身、その言葉に誠実さがまったく感じられないのです。

【病態診断】「うつ病の3分類」の第3群に相当します。仕事、私生活で心的エネルギーを消耗し、うつ病に至ったのですが、幼少期の問題が強く影響しています。この患者さんの特徴は自分の感情や願望がわからず、人や社会に過剰に順応して頑張り過ぎてしまい、疲れ果ててうつ病になったことです。

【治療】抗うつ薬も一般の精神療法も無効で、運動精神療法が著効したケースです。この患者さんは、キックボクシングをすることが楽しい、と感じることができました。運動は子どもでも楽しいと感じることができるので、幼少期に問題があり、精神的成長が鈍化し、ある意味で心が子どもにとどまっている患者さんでも、楽しいと自分を感じることができるのでしょう。この患者さんに必要なのは、自分を感じ、自分で考え、自分で行動することです。キックボクシングで自分を感じることができ、それがうつ病の完治につながったと思われます。

症例5　50歳女性　主婦

親の介護に追われて発病し、難治性うつ病に

【経緯】両親の介護が終わり、今度は義理の両親の介護を始めた頃から、うつ気分、意欲の低下、死にたい願望が約5年間も続いています。この間、数か所の精神科病医院を受診し、治療を受けましたが、改善しませんでした。当クリニック来院後も、各種の抗うつ薬を使用して治療しましたが、まったくよくならず、医師として焦りを覚えました。

原因はいろいろ考えてもわからないし、精神科の薬は何を出しても効かないという状況で、診察で毎回顔を合わせるのが苦痛になっていきました。初診から1年ほど経ったある日、この患者さんがいくぶんしまった体つき、元気そうな顔つきで診察室に入ってきました。聞けば、知人の勧めで早起きと散歩を始め、今では毎日2時間歩いているとのこと。1か月ほど続けているとうつ気分、意欲ともに改善し死にたいと思わなくなったとのことでした。その後、薬はすべて止め、早起きと2時間の散歩を続け、約6か月後には治療を終了しました。

【解説】 この症例はどのようにして治療してよいかわからず、まったくの手詰まりになったケースで、すべて患者さん自らうつ病を克服していきました。運動による脳血流の増加等が自然治癒力を高めたと考えられます。運動のミラクルを勉強させてもらいました。

【病態診断】「うつ病の3分類」の第3群に相当します。従来の治療では何をしても治らないくらい脳のダメージが強かったと考えられます。

【治療】 運動療法（2時間以上の散歩）が著効。他の治療はすべて無効でした。

症例6 55歳女性、パート勤務

うつ病になりやすい素質があって発症

【経緯】 町内会の行事担当になり、一人暮らしで家族の助けが得られないことが気になり出し、うつ状態に陥ってしまいました。「朝からつらく、何もしたくない。人と会うのも、話すのも億劫になった。買い物に行っても、何を買えばよいかわからず、台所に立っても食事がつくれない。こんな自分は生きていてもみんなの迷惑になると思う」と訴えて来院しました。5年前にも同じ状態になり、このときは抗うつ薬のSSRI（選択的セロトニン再取り込み阻害薬）を使ってよくなりました。初診時からSSRIを服用しましたが、強い希死念慮が続き、自宅で自殺を図り、家族の手に負えなくなり、入院となりました。

入院してSSRIの服用を続け、2か月後に改善し、退院しました。その後、外来でSSRIの処方を受け、服用しつつ、普通に日常生活を送っています。

【解説】うつ病の発症のきっかけは、町内会の行事担当になったことですが、悩んだ期間も数日と短く、ストレスが蓄積したとは考えられません。もともとうつ病になりやすい内因（素質）があって、町内会の役目がその引き金になったものと思われます。内因性うつ病といわれるタイプで、SSRIが比較的効きやすいとされています。

今回が2度目の発症で、今後の再発を考え、SSRIの服用を継続するのが一般的な治療です。この患者さんはSSRIの服用を続けていますが、当クリニックではSSRIに代わって5HTPやチロシン（ともにアミノ酸）とビタミンB群などを使って治療と再発予防を行い、よい結果を得ている患者さんが大勢います。

【病態診断】「うつ病の3分類」の第2群に相当します。

【治療】SSRIによる治療で、約2か月後には見違えるほど元気になりました。「うつ病全体を通じて見ると、SSRIがプラセボー（偽薬）よりも有効とは言えない」とSSRIの有効性を疑問視する発表（イギリスの国立臨床研究所／NICEなど）もあります。しかし、このケースはＳＳＲＩが有効だったと考えられます。５年経った現在、まったく問題なく元気に過ごしていますが、本人も家族もうつ病の再発が怖く、ＳＳＲＩをのみ続けています。

症例7　35歳女性、会社員

たんぱく質と鉄の欠乏によるうつ病

【経緯】ここ半年近く、一日中調子が悪い。とくに午前中は何もできない。意欲がなく、何もしたくない。食事がつくれなくなり、出来合いのものを買ってきて食べている……という状態でした。来院時、表情や話し方にまったく元気がなく、笑顔どころか、表情の変化がありません。家族や仕事に問題はなく、自分でもなぜこうなったかわからないと言います。

ベジタリアンで肉、魚はまったく食べないというので、血液検査をしました。その結果、軽度の低たんぱくと、著明な血中フェリチン（貯蔵鉄）の低下（隠れ貧血）が認められました。豆腐などたんぱく質の豊富な食べ物と、鉄のサプリメントを摂ってもらいました。抗うつ薬は本人が拒み、処方しませんでした。２週間後、少し表情が改善し、会話しながら笑顔も見られ、元気が出てきました。５週間後、うつ状態は改善しました。

【解説】ベジタリアンのうつ病は内因性うつ病の症状とよく似ています。血液検査の結果は、アルブミン（血中たんぱく質の一種）とフェリチンの低下があり、たんぱく質と鉄の欠乏状態を示していました。これらの栄養素は動物の肉（とくに赤身）に多く含まれているのですが、ベジタリアンで食べないため、欠乏に陥ったと考えられます。

【病態診断】「うつ病の3分類」の第2群に相当します。

【治療】食事指導（たんぱく質の摂取）とヘム鉄（吸収率のよい鉄）サプリメントが著効を示しました。抗うつ薬は用いませんでした。

症例8　40歳女性、会社員、パート勤務

鉄欠乏によってうつ病に

【経緯】「体が疲れる、気力が出ない、生きていることがつらい」と訴えて来院。母子家庭で、朝も夜も働いているため、仕事の過酷さから消耗しているのだろうと考え、休職を勧めましたが、「自分が働かないと生活できない」と拒否されました。「とにかくだるい、動きたくない、働きに行きたくない。でも行かないと……」と何度も訴えます。抗うつ薬を出しましたが、倦怠感が強くなるといって、服薬を自己中断しました。

初診時の検査で、鉄の欠乏症が認められました。忙しくて食事にあまり気を使っていない、

鉄を多く含む肉や魚の摂取が少ない、生理時の出血が多い……ため、鉄欠乏に至ったようです。食事とサプリメントで鉄を補給。治療40日目の診察では血中鉄欠乏症が改善し始め、倦怠感が少なくなり、意欲低下などのうつ状態が改善し始めました。その約6か月後、すっかり症状はなくなり、治療は終了しました。

【解説】鉄欠乏があると、通常は血液検査で貧血が見つかります。しかし、貧血がない鉄欠乏症もあります。体内の鉄が不足すると、体の細胞や脳神経細胞が正常に機能せず、強い疲労・倦怠と集中困難が現れます。鉄欠乏のときに見られる精神疾患はパニック障害が一番多く、次いでうつ病です。うつ病で減少する神経伝達物質のセロトニン、ドーパミン、ノルアドレナリンはその生成過程で鉄を必要とします。また、各細胞においては、エネルギーをつくる細胞内のミトコンドリアを活性化するために鉄が必要です。

【病態別診断】「うつ病の3分類」の第2群に相当します。

【治療】ヘム鉄のサプリメントと食事指導のみを行い、著効しました。再発が考えられるので、閉経するまで、サプリメントによる鉄の補給を勧めました。

症例9　35歳男性、公務員

チロシン（アミノ酸の一種）欠乏によってうつ病に

【経緯】「意欲がない。テレビドラマを見るのが好きだったが、今はまったく関心がない。疲れやすく、疲れると体が鉛のように重くなり、頭が働くなり、眠くなり、気分が落ち込む。気分が落ち込むと死にたくなる」と訴えて来院しました。訴えでは「希死念慮をともなう重症のうつ病」のように見えますが、外出など活動は積極的で、活動し過ぎるとうつ状態になるという、通常のうつ病では見られない面が認められました。よく聞くと、疲れは一日中感じるものの、体が鉛のように重くなるのは外出した翌朝や働き過ぎた夕方だということがわかりました。これまで抗うつ薬による治療を20歳頃から受けていますが、効果はありません。

そこで栄養療法（サプリメント）を開始しました。使用したのはチロシンで、服用後20分ぐらいで、眠気がなくなり、倦怠感がとれてきました。鉛のような倦怠感への対処法が見つかったことで、患者さんに安心感が生まれ、うつ状態はメキメキ改善していきました。その後、夕刻に事前にチロシンを服用しながら、快調に過ごしています。

【解説】チロシンは、うつ病で低下する脳の神経伝達物質ドーパミンやノルアドレナリンの原料になります。この症例のように突然、倦怠感や眠気が出るうつ状態に即効性があり、たいへん有効です。4〜5日摂取していると、低下した意欲の改善が見られることもあります。

【病態診断】「うつ病の3分類」の第2群に相当します。

【治療】チロシンのサプリメントを空腹時に摂取。抗うつ薬は使用していません。なお、チロシンは高血圧や甲状腺疾患の人は使用できないなどの医療的な問題があるので、必ず医師に相談のうえで使用してください。

症例10 60歳女性

意欲の低下がいつまでも改善しないうつ病

【経緯】「何もやる気が起こらない。家事ができなくて、夫に悪い」と訴えて来院しました。発症は約6か月前。親戚との人間関係悪化で悩んで疲れ果て、うつ気分、不眠、死にたい願望があり、他院で抗うつ薬による治療を受け、ほとんどの症状は改善したものの、意欲の低下だけが続いていました。献身的な夫で、家事全部を行い、「気分転換のため」と頻繁にドライブに連れていってくれました。当時は、当クリニックでも抗うつ薬を中心に、各自での運動を指導する診療をしていました。抗うつ薬を何種類も十分量を使用しましたが、低下した意欲は改善しませんでした。薬以外の方法が思いつかず、抗うつ薬をやめるにやめられず、毎回、様子を聞くだけでしたが、「よくなるまで付き合おう」と決意しての診療でした。

夫の協力は絶えることなく続いていました。やさしく、楽天的な夫で、毎日のようにドライブや買い物に誘われて出かけるうち、少しずつ行動できるようになり、初診から約2年経った頃から、急速に意欲が出始め、家事ができるようになってきました。

【解説】 意欲の低下が長く続き、抗うつ薬をはじめ多くの薬剤を使用するも効果がなく、また運動を勧めるも効果がなく、経過を見るしかないというケースでした。それが献身的な夫の手助けによって、「うつ」から脱することができました。

【病態診断】「うつ病の3分類」の第3群に相当します。ストレスにより消耗し、脳のダメージが大きいと考えられるケースです。

【治療】「時間が薬」と思って、治ることを信じて患者さんをサポートすることの重要性を教えられました。脳のダメージが大きいと考えられるうつ病は、回復まで数年を要する場合もあります。患者さんによく説明し、「なかなか治らない」と悩まないように指導しています。

症例11 45歳男性、会社員

うつ病と誤診された双極性障害（気分循環性障害）

【経緯】 中間管理職として日々忙しく働いていましたが、不眠になり、仕事の意欲が低下してきました。精神科を受診し、睡眠薬と抗うつ薬を処方してもらって服用しました。不眠は改善しましたが、意欲の低下は改善しませんでした。仕事はしていましたが、「もう少し意欲を出したい」と当クリニックに来院。受診時、「意欲が出ないことがつらい」「生きていても張り合いがない」「意欲の出る薬に取り換えてほしい」と執拗《しつよう》に訴えてきました。これまで使用していない抗うつ薬を試してみましたが、まったく効きませんでした。入院したいとも言い出したため、仕事はそれなりにできているので入院は必要ないと説得しましたが、その訴えが続きました。

診察中の医師の言動に異常に敏感で、ときに攻撃的にもなります。意欲の低下に対する執拗な訴え、勤務中に繰り返すイライラ感、診察室での情緒不安定などから、診断を「うつ病」から「気分循環性障害（後述、175ページ）で慢性経過をたどっているうつ状態」に変更し、ムード・スタビライザー（気分調整薬）の服用してもらったところ、10日目頃から意欲の低下が改善しました。仕事中のイライラ感は少なくなり、診察室でも穏やかな対応になりました。その後、意欲は普通に戻り、薬を減量しましたが、経過は順調です。

【解説】意欲の低下はうつ病としての治療ではなかなか改善しないことがあります。細かな気分の乱高下があれば、双極性障害の可能性があります。治療者に対する軽微な攻撃性が、うつ病と双極性障害の鑑別のポイントになることもあります。

【病態診断】「うつ病の3分類」の第1群に相当します。双極性障害では気分の乱高下が頻回あり、ストレスが増大して徐々にうつ状態になります。

【治療】 多くは気分調整剤で1～2週間で改善します。

症例12 13歳女子、中学生

部活でのトラブルで不登校、うつ病に

【経緯】 部活動でトラブルがあり、その直後から登校できなくなりました。3か月経っても回復のきざしがないため、来院しました。母親に付き添われ入室してきましたが、一言もしゃべらず、ただうなずくだけで、涙ぐんでいました。感情失禁、希死念慮を伴ううつ状態と診断。10代なので、抗うつ薬は使用せず、5HTP、チロシン（いずれもアミノ酸）、ビタミンB群、ナイアシンを使用。3か月後、元気に登校するようになりました。

【解説】 不登校の患者さんも多く、以前はデイケア（集団療法）を行ったこともあります。しかし、デイケアに来る患者さんはほんの一部で、なかには1回来て、治療を自己中断してしまう人もいました。不登校の子どもは心身ともに不活発で、心的エネルギーが著しく低下していますが、大人のようにうつ病の症状が明らかではありません。

患者さんが子どもの場合、抗うつ薬の副作用は怖く、使用を躊躇《ちゅうちょ》することが多かったのですが、サプリメントを代用すると回復がたいへん早いことに気づきました。

【病態診断】「うつ病の3分類」の第3群に相当します。

【治療】栄養療法（サプリメント）、支持的精神療法（患者さんの気持ちに寄り添って支える）が有効です。

症例13　8歳、小学生

学校になじめず、消耗性のうつ病に

【経緯】小学3年生の春、クラスも変わり、緊張気味でした。宿題が多く、やっていかないと先生に叱られます。目の前で友達が叱られるのを見てから、登校を渋るようになり、6月から完全に不登校になってしまいました。夜になると「明日は行く」と言い、持っていく物を準備するのですが、朝になったら起きられないのです。食欲もない、涙もろい、勉強に集中できない、元気がない……という状態ですが。少しの時間なら妹とは楽しそうに遊べます。

ストレスで心的エネルギーが消耗したうつ状態と診断し、栄養療法とキックボクシングによる運動精神療法を勧めました。約3か月後、活力が増し、登校できるようになりました。とはいえ、ときに休むことがあり、完全回復にはもう少し時間がかかりそうです。

【解説】 小中学生の不登校で、キックボクシングによる運動精神療法が著効した例は多くあります。キックボクシングによる運動精神療法を続けると不登校の子どもたちは、実に楽しそうな顔つきになってきます。心的エネルギーが活性化し、家庭内での遊び、勉強、手伝いなどをするようになり、数か月で登校していくケースが多いのです。落ち込んでいる人ほど、ちょっぴり楽しんだり喜んだりすることが大切だということがわかります。楽しめば脳内でドーパミンが放出され、うつ病で枯渇するフェニルアラニンからドーパミンさらにはノルアドレナリンの化学反応の経路（後述、83ページ図表3）が活性化し、意欲・関心が高まり、パワーアップすると考えられます。

【病態診断】「うつ病の3分類」の第3群に相当します。ほとんどの不登校はうつ病であるといっても過言ではありません。学校になじめないことで悩み、心的エネルギーが枯渇してしまう「ストレス消耗性うつ病」と考えられます。

【治療】 運動精神療法（キックボクシングによる）、栄養療法（サプリメント）が有効です。

第2章

栄養障害が「うつ」を招く! 脳とこころを整える食べ方

疲労、不眠、うつ状態を招く「隠れ鉄欠乏」に早く気づく

鉄欠乏で貧血ならわかるけど、うつになるなんて……と疑問に思うかもしれません。医師にもそう思う人がいます。しかし、体内の鉄は脳の機能をはじめ多くの機能の維持に深く関わっており、欠乏により多くの障害をもたらし、多彩な症状を示すことがわかっています。その一つがうつ状態です。

私の臨床経験では、うつ病と診断され、抗うつ薬が効かず、他の治療法でもよくならない例のなかに、鉄欠乏によるうつ状態の患者さんが相当数含まれています。一例を紹介しましょう。

その女性は40歳、会社員。仮にAさんとします。職場ではリーダー的地位を担い、私生活では離婚して子どもを育てていて、ストレスの多い日々を送っていました。

訴えによると、いつ頃からかはっきりしないが、仕事後の疲労感がひどくなり、帰宅すると体を動かすのがつらく、休み休みでないと夕食もつくれない状態になった。それほど疲れているのに夜はあまり眠れず、睡眠不足が続いていた。睡眠不足のせいか、肌荒れが

ひどく、口内炎もできやすくなった。職場の健康診断で、担当医に疲労感と睡眠不足を訴えたところ、「貧血ではないようだし、うつ病かもしれない」と告げられた……とのこと。

女性で疲労感が強いという場合、真っ先に疑わなければならない病気は貧血です。

貧血とは、血液中の酸素が減少し、全身の細胞が酸素不足からエネルギー不足に陥り、活動に支障をきたすようになった状態。いくつかのタイプがありますが、最も多いのが鉄欠乏性貧血、すなわち鉄の不足によって起こる貧血です。

血液中の酸素は赤血球のなかにあるヘモグロビンと呼ばれるたんぱく質と結合しています。赤血球はヘモグロビンに酸素を取り込み、血液の流れに乗って全身へ酸素を運んでいます。鉄はヘモグロビンの構成成分で、鉄が不足するとヘモグロビンが不足し、赤血球は酸素を十分に運べなくなり、全身各所で酸欠が起こります。それが鉄欠乏性貧血です。

貧血は通常、血液検査をし、次の４項目で診断します。

●ヘモグロビン：基準値は男性13・５〜16・５g／dL、女性11・５〜14・５g／dL。

●ヘマトクリット：基準値は男性40〜50％、女性35〜42％。

●赤血球数：基準値は男性４１０万〜５５０万個／㎣、女性３８０万〜４８０万個／㎣。

●赤血球恒数：ＭＣＶ（平均赤血球容積）の基準値は男女とも83〜１０１fL。

＊ヘマトクリットは血液全体に占める赤血球の割合。MCVは赤血球の大きさを表し、ヘマトクリット値、赤血球数から算出する。

どの項目も基準値以下の場合は貧血が疑われます。とくにヘモグロビン値は鉄欠乏性貧血の診断に重要です。

Aさんは血液検査の結果、ヘモグロビン値は12g／dLと基準値の下限に近かったのですが、4項目とも基準値の範囲内でした。そのため、担当医は「貧血ではないので、うつ病かもしれない」と診断したのです。

このように医師にも「貧血ではない＝鉄欠乏ではない」という誤解があります。Aさんが受けたのは貧血の有無を調べる検査で、鉄欠乏の有無を調べる検査ではありません。当クリニックで鉄欠乏の有無を調べる検査をしたところ、中等度の鉄欠乏症でした。

貧血とはヘモグロビンが少ない状態、鉄欠乏とは体内の鉄が少ない状態です。鉄欠乏にはヘモグロビンが少ない、つまり貧血のある鉄欠乏とヘモグロビンが少なくない（異常でない）、つまり貧血のない鉄欠乏があります。後者を「潜在性鉄欠乏」といいますが、「隠れ貧血」といわれることもあり、貧血と鉄欠乏症を同じものと見る傾向があります。そのため、Aさんのように「貧血のない鉄欠乏症」は発見されにくいのです。

また、「鉄欠乏がうつ状態を招く」ということが、まだ十分に認知されていないため、鉄欠乏の有無を調べる検査は通常の「うつの検査」には含まれていないという現状もあります。そのため、鉄欠乏によるうつ状態の患者さんは、精神科・心療内科で血液検査を受けることなく、うつ病と診断され、抗うつ薬中心の治療を受けています。そして、抗うつ薬が効かず、なかなか改善せず、難治性うつ病とされている人が多く存在しているのが実情です。

鉄欠乏症だったAさんは鉄をサプリメントで補充したところ、２週間後ぐらいからうつ状態や睡眠障害などが徐々に改善してきました。

鉄欠乏症かどうか自己チェックしてみる

鉄は皮膚・粘膜の維持に関わっています。鉄が欠乏すれば、肌荒れ、口内炎、口角炎、胃腸症状（胃腸粘膜のトラブル）、デリケートゾーンのトラブルなどが生じやすくなります。また、鉄は免疫力の維持にも関わっています。体内に細菌やウイルスが侵入すると、免疫細胞がこれを包み込み、活性酸素を発生させて退治し、感染を防止するのですが、この活性酸素の発生に鉄が関わっているのです。鉄が欠乏すれば、免疫力が低下し、感染しやすくなって、化膿《かのう》しやすく、治りにくくなります。

一方、活性酸素は増えると、今度は細胞を傷つけ、組織の働きを低下させ、老化を促します。体は活性酸素の消去酵素を備えているのですが、その一つ、カタラーゼという消去酵素の生成に鉄が関わっています。鉄が欠乏すれば、活性酸素が増え、老化が早く進みます。

鉄が酸素の運搬、エネルギーの産生に関わっていることは前述のとおりです。鉄が欠乏し、組織への酸素供給が不足すれば、強い疲労感、倦怠感《けんたいかん》が生じて休みながらでないと家事ができない、筋肉が落ちて重い物が持てないといった状態になります。

脳が酸素不足に陥れば、立ちくらみ、めまいなども起こります。また、鉄は脳の神経伝達物質ドーパミン、ノルアドレナリン、セロトニンなどの合成にも関わっています。ドーパミンは意欲、達成感を高める、ノルアドレナリンは覚醒レベル、積極性を高める、セロトニンは気分を保つ、充足感を得る……というように「こころの動き」に関わっています。鉄が欠乏すれば、神経伝達物質の合成がスムーズに進まず、脳の働きやこころの動きが乱れ、睡眠障害が生じ、不安が高まり、うつ状態に陥るようになります。

したがって、うつ状態に加えて次のような症状があるようならば、鉄欠乏症が疑われます。

・肌荒れ、口内炎など皮膚・粘膜のトラブルが多い
・寝つきが悪い、夜中や朝方に目覚めて眠れない
・皮膚によくアザができる
・立ちくらみ、めまいがよく起こる
・筋力が低下し、階段の上り下り、荷物の持ち運びがつらい
・夕方～夜に疲れが出て動けなくなることがある
・（女性）月経量が多い

もう一つ、鉄欠乏症の自己チェック法を紹介します。

鏡を見ながら、下まぶたの縁を指先で軽く押さえて下げ、まぶたの裏を観察します。いわゆるアカンベーの形です。まぶたの裏は粘膜が薄く、下を流れる血液の色が透けて見えるので、健康であれば全体に赤色を示します。奥のほう、目との境界近くの部分が三日月のような形に白っぽく見えることがあります。白っぽい部分が広いほど、白っぽさが強い

ほど、鉄欠乏症の疑いが強くなります。

ただし、このまぶたの裏の白っぽい部分は貧血のある鉄欠乏症でははっきりわかりますが、貧血のない鉄欠乏症ではあまり目立たないことがあります。

キーワードは第2の鉄フェリチン

鉄欠乏の有無を調べる検査とはフェリチンの検査です。人間ドックの検査項目にも含まれていないし、一般的な診療では行われることの少ない検査なので、知らない方が多いと思います。フェリチンとは鉄を含むたんぱく質で、肝臓、脾臓《ひぞう》、骨髄などに存在していま す。もう一つの鉄を含むたんぱく質が前述のヘモグロビンで、こちらは血液中に存在しています。

フェリチンは鉄を貯蔵し、血液中の鉄（血清鉄やヘモグロビンの鉄）が不足しないよう補充しています。血液中の鉄が利用され、減少すると、すぐにフェリチンが血液中に出て、鉄を放し、減少分を補うのです。

フェリチンの鉄は貯蔵鉄、あるいは第2の鉄と呼ばれています。なお、ヘモグロビンは血清鉄を原料として合成されるのですが、血清鉄はごく少量で、血液中の鉄はほとんどがヘモグロビンの鉄です。

体内の鉄が減ると、血液中の鉄と貯蔵鉄が一緒に減るのではなく、血液中の鉄に優先的に回されるので、まず貯蔵鉄の減少が進み、不足します。貯蔵鉄が枯渇し、血液の鉄を補充することができなくなると、血液の鉄の不足＝貧血が起こります。

不足が貯蔵鉄に生じればフェリチンが低値を示し、鉄欠乏となり、血液中の鉄に及べばヘモグロビンも低値を示し、貧血となるのです。

したがって、鉄欠乏の有無はヘモグロビンではなく、フェリチンの量によって判断します。フェリチンの基準値は血液の検査機関により異なりますが

・男性20～２８０ng／mL
・女性５～１５７ng／mL

とされています。しかし、この基準値は正常値ではありません。このなかには多くの鉄欠乏症が含まれています。

これは血液中のフェリチンの量で、単位はng（ナノグラム、１ngは１００万分の１mg）

という微量です。一般に健康な人は１００くらいあり、これが70とか50とかに低下すると、どこかで出血している疑いがある（生理の出血か消化管出血であることが多い）ともいわれています。また、ＦＤＡ（米食品医薬品局）は女性が40を下回るような場合、神経系の障害を持つ子どもが生まれるリスクがあるため、妊娠に注意するよう呼びかけています。

うつ状態、睡眠障害など前述の症状があって、フェリチン値が40以下ならば、鉄の補充を考えるべきです。

鉄を摂るため毎日マグロ２kg食べられるか

フェリチン検査の結果、鉄欠乏症であることを告げると、たいていの患者さんが鉄の補充には何を食べればいいか、レバーか、魚の血合いか……などと質問してきます。確かにレバーも魚の血合いも鉄を豊富に含む食品ですが、そもそも鉄欠乏症を食事で改善しようというのが間違いです。

鉄には吸収率のよいヘム鉄と吸収率のよくない非ヘム鉄とがあります。非ヘム鉄の吸収率はヘム鉄の約５分の１です。

鉄欠乏症の治療では通常、無機鉄（非ヘム鉄）の鉄剤を１日１００〜２００mg服用します。貧血がひどい場合は投与量も多くなります。吸収率を考慮すると、非ヘム鉄１００mg分はヘム鉄20mgに相当します。

ヘム鉄を食事で１日20mg摂るのはたいへんです。マグロはヘム鉄を多く含む食品の一つですが、クロマグロの赤身１００g中の鉄はわずか１・１mgです。鉄を20mg摂るにはマグロの刺身を２kg近く食べなければなりません。鉄の豊富なレバーにしても、豚レバーで１００g中の鉄は13・０mgです。鉄を20mg摂るにはレバーを１５０g食べなければなりません（食品中の栄養成分量は「日本食品標準成分表２０１０」を参考にしている）。

治療とはいえ、なぜ、これほど大量の鉄を補う必要があるのでしょうか。

体内の鉄の総量は体重１kg当たり約50mg、体重60kgなら約３０００mgになります。その分布の割合はヘモグロビンに60〜70％、組織内のフェリチンに30〜35％、筋肉中（のミオグロビン）に３〜５％。血液中にはヘモグロビンと結合していない鉄（血清鉄）と臓器から出てきたフェリチン（血清フェリチン）も存在しますが、ごく少量です。

たとえば、鉄の総量３０００mg、血液中の鉄＝ヘモグロビンの鉄２０００mg、貯蔵鉄＝

フェリチンの鉄900mgの場合。総量の減少が800mgならば、貯蔵鉄100mg（フェリチン低値）、血液中の鉄2000mg（ヘモグロビン基準値）となります。総量の減少が1200mgならば、貯蔵鉄0、血液中の鉄1700mg（ヘモグロビン低値）となります。

無機鉄の鉄剤の吸収率（腸から吸収され、体内に取り込まれる割合）を5％とすれば、鉄剤を1日100mg服用しても欠乏分が800mgならば160日、1200mgならば240日かかる計算になります（実際はもっとかかります）。

鉄欠乏による心身のダメージは欠乏の程度が大きいほど大きく、長く続くほど積もります。欠乏分を速やかに補充するには鉄剤1日100mgでも足りない場合もあります。しかし、鉄剤には吐き気・おう吐、便秘・下痢などの副作用があり、服用量をむやみに増やすわけにいかないのです。

このため、病院では急速に鉄を補うために、鉄剤の注射をする場合がありますが、鉄を単体で血中に入れると、大量の活性酸素が発生し、体の細胞を傷つけます。また、鉄の経口摂取では、腸に必要量以上の鉄を体内に取り込まないメカニズムがあり、これをゴッドハンドと言います。しかし、注射で強制的に体内に鉄を入れると、鉄の取り入れの歯止め（ゴッドハンド）なく、鉄過剰症が起こる危険があります。

したがって、鉄欠乏の場合、欠乏分を食品で補充するのは無理であり、鉄剤（経口摂取）かサプリメントで補充すべきです。

鉄をしっかり補充する食べ方のコツ

では、鉄欠乏症でない場合は心配ないかといえば、そうではありません。鉄は世界の3大欠乏微量栄養素の一つとされ、日本でも欠乏しやすい栄養素として知られています。鉄欠乏はとくに女性で深刻で、15～59歳女性の40％が潜在性鉄欠乏（フェリチン値40以下）と報告されています。また、50歳未満女性の約25％が重い貧血、妊婦の30～40％が貧血という報告もあります。

鉄は、欠乏していなくても、欠乏するリスクがたいへん高いと自覚し、日頃から欠乏しないよう留意して摂取することが重要です。

鉄が欠乏するのは、

①鉄の摂取が少ない

②鉄の喪失が多い
③鉄の需要が多い
——場合です。

厚労省は鉄の推奨摂取量を1日あたり男性で10㎎、女性で12㎎と定めています。体内の鉄は便・尿・汗に混じって1日1㎎ほど喪失します。また、女性は月経期間中、1日1㎎ほど多く喪失します（分子整合栄養医学では1か月30㎎）。食品に含まれる鉄の吸収率を10％と見なし、1日当たり男性で1㎎、女性で1・2㎎を補充するため、摂取量を男性10㎎、女性12㎎としているのです。

しかし、食品に含まれる鉄を10㎎摂っても、1㎎の鉄を補充できないこともあります。たとえば、肉類は脂肪が多いので控えているが、1食は必ず魚を食べているし、鉄の多いひじきや小松菜、凍り豆腐もよく食べている。1日10㎎以上摂れているはず……というような場合です。

食品に含まれる鉄の量は100gあたりマグロ（脂身）1・6㎎、カツオ1・9㎎、サンマ焼き2・0㎎、サバ焼き1・5㎎、干しひじき55㎎、小松菜2・8㎎、凍り豆腐6・8㎎です。1食分を魚80g、干しひじき15g、小松菜50g、凍り豆腐20gとして計算すると、鉄の摂取量は約13㎎。しかし、この摂り方で補充できる鉄は多く見ても０・９㎎に過ぎません。鉄によって吸収率が違うからです

前述したように、鉄にはヘム鉄と非ヘム鉄があります。吸収率はヘム鉄10〜20％（鉄欠乏が著しいと50％になるともいわれています）、非ヘム鉄２〜５％と大きく違います。肉類、魚介類に含まれる鉄はヘム鉄、野菜・海藻類に含まれる鉄は非ヘム鉄です。前述の例でいえば、魚に含まれるのがヘム鉄、ひじき、小松菜、凍り豆腐に含まれるのが非ヘム鉄です。鉄の摂取量は目標（10㎎、12㎎）を超えても、非ヘム鉄が多いと、補充量は目標（1㎎、１・２㎎）に達しないのです。

したがって、鉄をしっかり補充するにはヘム鉄を摂ることが重要です。多く含まれる食品（１００ｇ中の含有量）は豚レバー（13・０㎎）、鶏レバー（９・０㎎）、牛レバー（４・０㎎）、牛もも肉赤身（２・７㎎）、牛ヒレ肉（２・３㎎）、アサリ水煮（37・８㎎）、うるめいわし丸干し（４・５㎎）、キハダマグロ（２・０㎎）、カツオ（１・９㎎）、しじみ（５・３㎎）などです。

レバーに含まれるヘム鉄は吸収率が17％くらいなので、豚レバーを60ｇほど食べれば、約１・３㎎の鉄を補充できます。しかし、いくらレバー好きでも毎日ではやがてうんざり

しそうです。鉄の摂取源として有用なのは肉類、とくに牛肉です。肉類は脂肪を多く含むため、敬遠したり、控えたりする人も多いですが、たんぱく質の摂取源としても欠かせない食品です。また、鉄の吸収率を考えるとき、ピロリ菌感染を考える必要があります。ピロリ菌感染で萎縮性胃炎《いしゅくせいいえん》を起こしている人では、鉄の吸収率が著しく低下するため、ピロリ菌の除菌をまず行う必要があります。

鉄の喪失量が増えることがあります。その原因で多いのは女性では月経過多、子宮内膜症、子宮筋腫《きんしゅ》、消化管出血、男性では消化管出血です。この消化管出血は痔疾《じしつ》からの出血や胃や腸にできた潰瘍《かいよう》、腫瘍《しゅよう》などからの慢性的な出血です。喪失分を補うことも重要ですが、喪失原因の改善が必要です。

また、鉄の需要が増えることがあります。女性では妊娠・出産・授乳です。厚労省はこの期間中の鉄の摂取量を1日30㎎、つまり1日3㎎の補充を推奨しています。前述のように食事で補充するのは1日1㎎でもかなり難しいのですから、その3倍ともなればまさに困難を極めます。主治医に相談し、鉄剤やサプリメントを利用したほうがいいでしょう。

鉄の需要はスポーツでも増えます。アスリートの方、激しい運動をしている方は一度、フェリチン値を測定し、貯蔵鉄が欠乏していないか確かめておきましょう。

実は、ここまで述べてきた推奨摂取量、補充量は厚労省の基準（日本人の食事摂取基準）。ＦＤＡ（米食品医薬品局、いわばアメリカの厚労省）の基準では1日あたりの推奨摂取量が40㎎と4倍も多く、吸収率を15～16％と見なしているので、補充量も6㎎となります。通常の食事では補充が困難なため、鉄を添加した小麦粉、とうもろこし粉、砂糖、シリアルなどが市販されています。中国やベトナムでも鉄を添加したしょうゆの使用が推奨されています。

日本でも何らかの鉄欠乏対策が必要になってきています。

アミノ酸チロシンで気力アップ

うつ病の患者さんがチロシンを服用すると、かなりの確率で改善してきます。チロシンとはアミノ酸の一種、アミノ酸とはたんぱく質の成分。つまり、チロシンはたんぱく質を構成するアミノ酸の一つです。

たとえば、主婦Ｂさん（30代後半）の場合。うつ状態に陥って休職し、治療を受けましたが回復せず、退職しました。子どもはまだなく、夫と2人暮らしです。

訴えによると、仕事で失敗してから職場での立場が悪化し、ときどき欠勤するようになった。もどかしい気持ちが高じたり、イライラしたり、強い不安に襲われたりという状態が続き、気分がひどく落ち込み、無気力になってしまった。専門医に診てもらっても、自分の気持ちをわかってもらえず、いろいろな病・医院を回り、いろいろな抗うつ薬を飲んだが、さっぱりよくならない……とのこと。

ただ、詳しく聞けば、抗うつ薬も少しは効いて、憂うつな気分は徐々に薄れ、今ではあまり怒らないようですが、気力はどうしても湧かず、とくに朝は夫の出勤にベッドのなかから「いってらっしゃい」と言うほどひどいといいます。

このBさんにお勧めしたのがチロシンの服用です。服用し始めて2〜3週間もすると、気力が徐々に上がってきました。

なぜ、チロシンで気力がアップしたのでしょうか。

図表3はうつや不安に関係の深い神経伝達物質の合成過程を示しています。チロシンは中央の列にあり、つくり変えられてドーパミン、ノルアドレナリンになります。つまり、ドーパミン、ノルアドレナリンの材料です。

図表3　神経伝達物質の合成過程

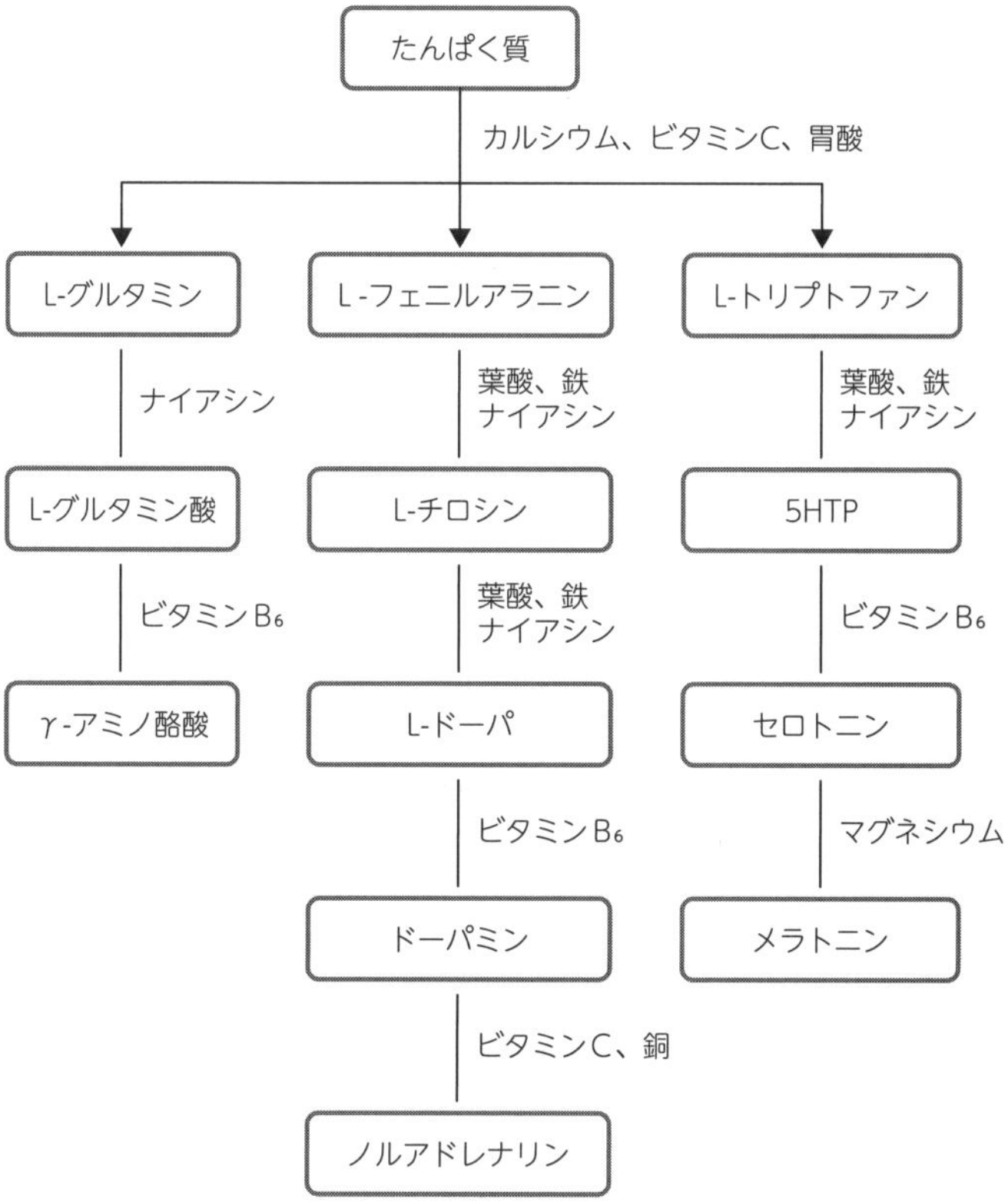

うつ病では前述したようにセロトニン、ノルアドレナリンが不足しています。セロトニンが不足すると気分の落ち込みや憂うつ感が生じ、ドーパミン、ノルアドレナリンが不足すると気力や意欲の低下が生じます。Bさんは抗うつ薬が効いて気分の落ち込みや憂うつ感は改善したので、セロトニンの不足は改善したと判断しました。気力や意欲の低下は続いていたので、ドーパミンやノルアドレナリンの不足は改善していないと判断しました。そこで、不足したドーパミンやノルアドレナリンを増やし、低下した気力や意欲を高めるため、ドーパミンやノルアドレナリンの材料であるチロシンを送り込んだのです。

このような例に対し、しばしばチロシンを服用してもらって、よい結果が得られています。

気分を調整するアミノ酸3兄弟

うつ病やうつ状態の患者さんで、抗うつ薬が効かない例や抗うつ薬を減量したい例に対し、たびたびチロシンの他、タウリン、5HTP（ヒドロキシトリプトファン）の服用を勧めることがあります。私はこの３種のアミノ酸を気分調整アミノ酸３兄弟と呼んでいます。

元気が出たり、なくなったり、やる気が湧いたり、失《う》せたり……といった「こころの動き」には、神経伝達物質と呼ばれるたんぱく質が深く関わっています。図表３（83ページ）に主な神経伝達物質の合成過程、図表４（87ページ）に主な神経伝達物質とこころの動きとの関係を示しましたので、合わせて見てください。

うつ病ではセロトニンとノルアドレナリンが不足すると前述しましたが、セロトニンからつくられるメラトニンも、ノルアドレナリンの材料となるドーパミンも不足します。図表４に示したようにセロトニンの不足は気分の落ち込みや憂うつ感など、メラトニンの不足は不眠など、ドーパミンの不足は気力や意欲の低下など、ノルアドレナリンの不足は不安の高まり、行動の低下などの発症に関わっています。

神経伝達物質の材料はアミノ酸です。食事で摂ったたんぱく質は胃や腸で消化（分解）されてアミノ酸となって吸収され、体内に入ります。人体内のアミノ酸はわずか20種ですが、これを原料に多くのたんぱく質が合成され、細胞成分や酵素、ホルモン、生理活性物質などになります。脳の神経伝達物質もその一つです。

図表３に示したようにセロトニンの材料はトリプトファン、ノルアドレナリンの材料はフェニルアラニンというアミノ酸です。トリプトファンにトリプトファンヒドロキシラーゼ（酵素）と葉酸、鉄、ナイアシン（補酵素）が働いて５ＨＴＰに変わり、５ＨＴＰに５ＨＴＰデカルボキシラーゼ（酵素）とビタミンB_6（補酵素）が働いてセロトニンが合成されます。メラトニンはホルモンの一種ですが、松《しょう》果《か》体《たい》と呼ばれる器官でセロトニンにマグネシウムなどが働いて合成され、分泌されます。

　不足しているセロトニンを増やしたい場合、セロトニンの材料となる５ＨＴＰ、あるいはその材料のトリプトファンを補給してやることは理にかなっています。セロトニン不足の原因が原料のたんぱく質の不足にあれば、なおさらです。また、セロトニン不足が補酵素（葉酸、鉄、ナイアシン）の欠乏による合成障害の可能性もあるので、これらの補充も必要です。

　不足しているノルアドレナリン、ドーパミンを増やしたい場合は、前項で述べたように、材料であるチロシン、あるいはフェニルアラニンを補給します。

　このようなアミノ酸の補給は、セロトニンやノルアドレナリンを増やす方法として、抗うつ薬に比べてずっと自然です。

図表４　主な神経伝達物質と感情の動き

物質	作用	こころの動き
セロトニン	行動を抑え、気分を保つ。感情を安定させる。	幸福感、安心感、充足感が得られる。不足すると、うつ、イライラなどを招く。
メラトニン	睡眠・覚醒サイクルのバランスを保つ。	不足すると、うつ、不眠などを招く。
ドーパミン	快感や欲求に関り、行動をリードする。	わくわくする。意欲が湧く。愉快な気分になる。好奇心が湧く。達成感が得られる。不足すると、気力、意欲が低下する。
ノルアドレナリン	脳の覚醒水準を高める。	覚醒する。闘争心が湧く。衝動に駆られる。緊張が高まる。不安、怒りが生じる。
ギャバ(GABA)	神経細胞の興奮を鎮める。	落ち着く。リラックスする。楽天的になる。不安を抑制する。

脳では神経細胞同士が枝（軸索、樹状突起）を伸ばして結合し、神経回路をつくっています。枝の結合部分はシナプスと呼ばれ、独特の構造になっています。枝の先端が相手の細胞に直接接続しているのではなく、両者の間に狭い間隙《かんげき》があります。情報（電気信号）が枝を伝わってくると、先端から神経伝達物質が放出され、これが間隙を埋めて相手の細胞に情報を伝える仕組みになっています。相手の細胞には神経伝達物質の受け取り口があり、枝の先端には余った神経伝達物質の取り込み口があります。

抗うつ薬のＳＳＲＩ（選択的セロトニン再取り込み阻害薬）は、枝の先端にあるセロトニンの取り込み口にフタをすることで、シナプス内のセロトニンを増やします。ＳＮＲＩ（セロトニン・ノルアドレナリン再取り込み阻害薬）は、枝の先端にあるセロトニンとノルアドレナリンの取り込み口にフタをすることで、シナプス内のセロトニンとノルアドレナリンを増やします。

抗うつ薬によるセロトニン、ノルアドレナリンの増やし方は不自然で強制的です。セロトニン、ノルアドレナリンの生産量を増やすのではなく、処理（取り込み）を妨げて増やすのです。一方、アミノ酸の補給によるそれはセロトニンの材料、ノルアドレナリンの材料を供給し、生産は神経細胞に任せます。

私たちの体には自然治癒力が備わっていて、トラブルが起これば自分で修復する仕組みが働きます。脳にセロトニンやノルアドレナリンの不足が生じるようなトラブルがあれば、これを修正する仕組みが働いているはずです。アミノ酸という材料を提供し、後はその仕組みに任せれば、不足を補い、過剰を避け、正常に復することができると考えられます。実際の診療でも、これを裏づける多くの成功例があります。

同じ気分調整アミノ酸でもタウリンはチロシンや５ＨＴＰとは異なる系統で働きます。タウリンは含硫アミノ酸（硫黄を含むアミノ酸）のシスティンから合成される物質です。システィンは20種のアミノ酸に含まれていますが、タウリンは含まれていません。

細胞は刺激（情報）を受けるとスイッチが入り、活動を始めます。筋肉の細胞は収縮し、骨（体）を動かします。脳の神経細胞は酵素を活性化し、神経伝達物質を合成し、電気信号をつくり出し、次の神経細胞へ情報を伝達します。このスイッチの役割を担っているのがカルシウム（イオン）です。

細胞膜を隔てて外にカルシウム、内にマグネシウムが配備されています。細胞が刺激を受けると、細胞膜にあるカルシウムチャンネルと呼ばれる通路が開き、細胞外のカルシウムが細胞内に入ります。これでスイッチがオンとなって細胞内の酵素などが活性化し、細胞の活動が活発になります。これによって細胞内のカルシウムが溜《た》まると、細胞の活動が鈍ってきます。

そこで、細胞内にカルシウムが溜まり過ぎないよう、マグネシウムがカルシウムを細胞外に出す役割を担っています。細胞が正常に活動するためにはこのカルシウムとマグネシウムのバランスが重要です。

登山などで足の筋肉に負荷をかけ続け、筋肉細胞内にカルシウムが溜まり過ぎると、足が動かなくなったり、けいれんなどを起こしたりします。こころに負荷（ストレス）がかかり、神経細胞を働かせ過ぎ、細胞内にカルシウムが溜まり過ぎると、めまい、自閉、うつ、不眠などの症状が出現します。

前説が長くなりましたが、ここでタウリンです。タウリンは筋肉、肝臓などに多く存在し、「疲労回復のアミノ酸」として知られていますが、実は脳にも豊富に存在します。細胞内外のカルシウム量を調整し、カルシウムとマグネシウムのバランスを保つ働きをしています。

したがって、神経細胞の活動を正常かつ円滑にし、うつなどの気分障害を改善するために、タウリンの補給が有用なのです。実際、気分が不安定で、上がり下がりが激しく、気分循環性障害と診断した患者さんなどが、タウリンの補給で改善し、気分調整薬の減量に成功しています。

肉を食べないと「うつ」になる？

たんぱく質が欠乏すれば、フェニルアラニンやトリプトファンも不足するので、セロトニンやドーパミン、ノルアドレナリンも足りなくなります。たんぱく質欠乏が原因でうつ状態に陥ることがあるのです。

たんぱく質欠乏なんて、よほどのことでもない限り起こらない……と思うかもしれません。「ちゃんと栄養を摂っていますか」と聞けば、たいてい「野菜もちゃんと食べています」と答えます。栄養はいうまでもなく、３大栄養素のたんぱく質、脂質、炭水化物（糖質）が主です。野菜に含まれるビタミン、ミネラル、食物繊維は３大栄養素の代謝に、また３大栄養素と一緒に体の構成成分として利用され、重要には違いないですが、従です。それなのに「栄養」をいうとき、「野菜」を先にいうのは、肉や魚（たんぱく質、脂質）、ごはん（炭水化物）は十分に食べるが野菜はあまり食べない——という食傾向があるからでしょう。

しかし、現在では野菜が重視され過ぎて、野菜に偏った食事をしている人も多く、肉類を敬遠する人も増えました。肉類はたんぱく質を多く含むが、脂肪も多く、カロリーが高いので、肥満になりやすい。肥満になると、生活習慣病のリスクが高くなる……というようにカロリーにこだわり、栄養に目を向けないのです。

いうまでもなく、内臓も骨も皮膚も、脳も感覚器も、体を構成する約60兆個の細胞はたんぱく質でできています。ＤＮＡ（遺伝子）もミトコンドリア（エネルギー発生装置）も、細胞内のさまざまな小器官もたんぱく質であり、DNAはつねに決まったたんぱく質を合成しています。皮膚や骨を維持するコラーゲンも、食物を消化する酵素も、たんぱく質をつくり変える酵素も、情報を伝達するホルモンも、免疫を担う生理活性物質も、脳の神経伝達物質もたんぱく質でできています。そして、この体を維持するため、休みなくたんぱく質を合成、分解しています。

たとえば、手。3か月前と同じに見えますが、物質は変わっています。皮膚も筋肉も骨も新しい細胞に入れ替わっているのです。皮膚（表皮）は3回、筋肉は2回も入れ替わり、骨は3～5％が新しくなり、4か月で血液もすっかり新しいそれに入れ替わっています。新しい細胞を構成する新しいたんぱく質を合成するため、多量のアミノ酸が使われているのです。

脳でも同様です。脳の神経細胞は再生しないと考えられてきましたが、最近、一部（記憶に関わる海馬《かいば》の細胞など）が再生し、新しい細胞に入れ替わることがわかりました。再生しない細胞でも、部品はつねに取り替えられる仕組み（代謝回転という）になっています。また、前述のように大量の神経伝達物質をつくり、活用しています。脳にもアミノ酸を過不足なく供給してやる必要があるのです。

たんぱく質（アミノ酸）が欠乏すれば、筋肉を壊してアミノ酸をつくり、体を構成するたんぱく質の合成に回します。これが続けば、筋肉が痩せて、スタミナが不足してきます。免疫力が低下し、感染しやすくなり、傷が治りにくくなります。また、貧血になりやすく、記憶力・思考力の低下、うつ、不安障害なども起こりやすくなります。

ただし、これらの症状はたんぱく質欠乏に限らず、他の原因でも起こります。筋肉の減少やスタミナの低下は運動不足や老化でも起こります。うつや不安障害がさまざまな原因で起こることは既に述べてきたとおりです。

たんぱく質欠乏症かどうか診断するには血液検査が必要です。主な項目は血清総たんぱくと血清アルブミンです（血清とは血液から赤血球などの血球成分を除いたもの）。血液中に含まれる数百種類のたんぱく質すべて合わせたものが総たんぱく、肝臓でつくられるたんぱく質で、総たんぱくの67％を占めるものがアルブミンです。総たんぱく7・0g／dL以下の場合やアルブミン4・5g／dL以下の場合、たんぱく質欠乏が疑われます。

間違いだらけのたんぱく質の摂り方

たんぱく質を過不足なく補充するには何をどのくらい食べればいいのでしょうか。

ご存じのとおり、たんぱく質を豊富に含む食品は大豆類、魚介類、魚類、鶏卵、牛乳、肉類（鶏肉、豚肉、牛肉）です。摂取したたんぱく質は胃や腸で消化され、分解されてアミノ酸となって吸収され、体内に入ります。大豆でも牛肉でもアミノ酸となって体内に入るので、食品は何でも同じと思うかもしれませんが、摂取源はヒトの構成成分と近いほうがよいと考えられています。したがって、哺乳動物であるヒトは哺乳動物である牛肉や豚肉を主な摂取源としてたんぱく質を補充するのがベストです。

平均的な数字で説明すると、成人の場合、体内のたんぱく質量は約15％で、毎日、約2％が分解されています。体重60kgならばたんぱく質は約９kgで、１日に約１８０gが分解され、同量のたんぱく質が合成されています。

分解されたたんぱく質のアミノ酸は、一部は壊れて排泄《はいせつ》され、一部は体内に残ってたんぱく質の合成に再利用されます。ストレスが多い場合、体をよく動かした場合などはたん

図表5　主な食品のたんぱく質含有量（可食部100ｇ中）

生ハム	24.0g	いわし丸干し	32.8g	凍り豆腐	49.4g
鶏ささみ	24.60g	アジ(焼)	27.5g	きなこ	35.5g
豚ヒレ	22.7g	マグロ赤身	26.4g	大豆(乾)	35.3g
鶏むね(皮なし)	24.4g	かつお	25.8g	油揚げ	18.6g
牛ヒレ(輸入)	20.5g	しらす干し	23.1g	納豆	16.5g
豚もも	21.9g	うなぎ(かば焼)	23.0g	大豆(ゆで)	16.0g
豚レバー	20.4g	塩サケ	22.4g	がんもどき	15.3g
豚ロース	22.9g	さば	20.7g	厚揚げ	10.7g
牛カタ(輸入)	20.4g	いくら	32.6g	えんどう豆(ゆで)	9.2g
牛ヒレ(和牛)	19.1g	たらこ	24.0g	豆腐(木綿)	6.6g
鶏卵	12.3g	いか(焼)	24.1g	豆乳	3.6g
牛乳	3.3g	車エビ	21.6g	白米ごはん	2.5g
プロセスチーズ	22.7g	たこ	16.4g	食パン	9.3g

（日本食品標準成分表2010、文部科学省）

ぱく質の合成量が増えるので、分解量も増え、アミノ酸の喪失量も増えます。また、筋トレなどで筋肉が増えた場合、たんぱく質の合成量も増加します。

したがって、必要な補充量はアミノ酸の喪失量＋たんぱく質の増加量となります。この補充量を満たすために必要なたんぱく質摂取量は1日あたり体重1kgにつき1〜1・5gとされています。通常で1g、ストレスや身体活動が多い場合で1・2〜1・3g、アスリートで1・5gが目安。2g以上は過剰になるといわれています。

ここでは、摂取量の目標を1日あたり体重1kgにつき1g、体重60kgで60gとして、摂り方を考えてみましょう。上の図表5は主な食品のたんぱく質含有量です。こうした一覧表は本や雑誌、インターネットサイトでもよく見かけますが、これだけで摂り方を決めると間違います。たとえば、朝〜夕食でアジ1尾（70g）、しょうが焼き（豚ロース80g）、卵焼き（卵1個50g）、納豆（1パック40g）、食パン2枚（70g）、ごはん3杯（300g）を食べれば、1日のたんぱく質摂取量は約62gとなり、十分に補充できる――と思うのは早計です。アジや豚肉に含まれるたんぱく質とパンやごはんに含まれるたんぱく質とでは吸収されるアミノ酸の量が大きく違うからです。極端な話、たんぱく質60gを食パンだけで摂った場合、豚肉だけで摂った場合に比べて、体内に取り込まれるアミノ酸の量は半分以下なのです。

ごはんのたんぱく質も豚肉のたんぱく質も同じアミノ酸なのに、どうして吸収率に差が生じるのでしょうか。それは、たんぱく質に含まれるアミノ酸のバランス（アミノ酸スコア）が違うからです。

ヒトの体内には20種類のアミノ酸（図表6、97ページ）があり、うち9種類は体内で合成できず、食事で摂取しなければならないアミノ酸（必須アミノ酸）です。食品のたんぱく質には9種の必須アミノ酸が含まれていますが、それぞれの量は食品によって異なります。体は胃や腸でたんぱく質を分解した後、必須アミノ酸を一定のバランスで吸収し、体

図表６　アミノ酸と主な働き

必須アミノ酸		非必須アミノ酸	
バリン	成長に関与。血液中の窒素バランスの調整。肝機能の向上。	アルギニン（小児では必須アミノ酸に含まれる）	成長ホルモン、インスリン、グルカゴンの分泌に関与。
イソロイシン	成長促進。神経機能の補助。血管拡張。	グリシン	コラーゲンの材料。神経伝達物質。赤血球の材料。
ロイシン	肝機能の向上。血糖コントロール。たんぱく質合成促進。	アラニン	エネルギー源。アミノ酸の中で一番ブドウ糖に変わりやすい。
メチオニン	開始アミノ酸（たんぱく質合成の最初のアミノ酸）。薬物中毒の解毒。肝機能の改善	セリン	酵素の成分。情報伝達。中枢神経の栄養因子。
リジン（リシン）	身体組織の修復。成長に関与。肝機能の向上。	チロシン	ドーパミン・ノルアドレナリン・アドレナリンの材料。
フェニルアラニン	血圧の上昇。鎮痛作用。ドーパミン・アドレナリンの材料。	システイン	たんぱく質の立体構造に関与。タウリンの成分。
トリプトファン	セロトニン・メラトニンの材料。コレステロール・血圧の調節	アスパラギン	水と結合。糖と結合。
スレオニン（トレオニン）	成長促進。脂肪肝の抑制。	グルタミン	小腸や免疫細胞のエネルギー源。
ヒスチジン	成長に関与。ヘモグロビン、白血球の産生に関与。	プロリン	コラーゲンの材料。コラーゲンの修復。皮膚の保湿。
		アスパラギン酸	アラニンの材料。神経伝達物質。
		グルタミン酸	興奮系神経伝達物質。GABAの材料。アンモニアの解毒。

（参考：オーソモレキュラー.jp）

内に取り込みます。バランスが悪いと、最も少ない必須アミノ酸の量に合わせて吸収され、他のアミノ酸は多く含まれていても一部しか吸収されず、排泄されてしまいます。

必須アミノ酸のバランスのよい（アミノ酸スコアが高い）たんぱく質はアミノ酸が多く吸収され、悪い（アミノ酸スコアが低い）たんぱく質はアミノ酸が少なく吸収されるわけです。食パンは必須アミノ酸のうちリシンがバランスを保つ量の44％しか含まれていません。芳香族アミノ酸（フェニルアラニン＋チロシン）はその約２００％、トリプトファンはその約１８０％も含まれ、他のアミノ酸もその１００％以上含まれているのに、吸収されるのはリシンに合わせて44％にとどまるのです。

したがって、たんぱく質はアミノ酸スコアの高いたんぱく質（良質のたんぱく質）で摂ることが重要です。主な食品のアミノ酸スコアも、本や雑誌、インターネットサイトなどでしばしば見かけます。最もバランスのよい「スコア１００」の食品として鶏・豚・牛などの肉類、カツオ・マグロなどの魚介類、大豆・大豆製品などが挙げられていますが、これも摂り方を間違いやすい情報の一つです。

「スコア１００」だから１００％吸収されると思われそうですが、食品による吸収率の違いがあり、「スコア１００」でも吸収されるのは80％以下という食品もあります。アメリカなどが採用している評価法（PDCAAS）によると、鶏肉は100、豚肉は98、鶏卵（生）は97、牛肉は95、マグロは90、豆類は70～80というスコアになっています。したがって、たんぱく質の摂取量を肉類、魚介類は10％程度、豆類は20％程度少なく計算したほうがいいでしょう。

加熱すれば、スコアはさらに低下します。肉類は50％も低下することがあります。たとえば、夕食のすき焼きでたんぱく質40gを摂る（補充する）場合、主な摂取源は牛肉、卵、焼き豆腐（ねぎ、白菜、きのこのたんぱく質は加えない）で、摂取量を200g、2個（100g）、半丁（50g）としましょう。たんぱく質含有量は卵12・3g、焼き豆腐3・9gですが、それぞれの吸収率を考慮し、補充量は合わせて約14gとします。牛肉200gのたんぱく質含有量は輸入牛肩ロース赤肉で39・4gですが、吸収率と加熱によるアミノ酸スコアの低下を50％と見なせば19・7gとなるので、卵を3個にするか、肉を250gに増やさないと、40gを補充することができません。

実際の食事で、ここまで細かく計算することはありませんが、肉類でたんぱく質を摂るにしても、たんぱく質含有量の多い肉を選ぶことがいかに重要か、おわかりいただけたと思います。やわらかい霜降り肉よりも、多少固くても赤肉やヒレ肉のほうがたんぱく質を摂るうえでは有利です。かといって、脂身が少なく、たんぱく質含有量も多く、吸収率もよい「鶏のささみ」を主なたんぱく質摂取源にしていると、鉄、ナイアシン、ビタミンB_6など脳とこころの安定に必要な栄養素が不足するおそれが生じます。

日本人は欧米人に比べて肉類の摂取量がかなり少ないので、肉類だけでたんぱく質の必要摂取量を満たすのは難しいと思います。登山家の三浦雄一郎さんのように1日1kgもの肉を食べるという人はまれで、多く食べるという人でも300g程度でしょうか。そこで、私がお勧めしているのは牛肉、豚肉の赤身を中心として、足りない分を卵、鶏肉、魚介、大豆製品で補い、さらに足りないようならばピュアプロテイン（サプリメント）で補うというたんぱく質の摂り方です。

こころを整えるナイアシン

私が患者さんに薬（西洋薬、漢方薬）以外を初めて使用したのはナイアシンでした。

当時、精神疾患を栄養素の補充によって治療するオーソモレキュラー療法の生みの親である、カナダのホッファー博士が「統合失調症をナイアシンで治した」と報告していることを知り、チャンスがあれば使用してみようと思っていました。

ナイアシンは500種以上の酵素の働きを助け、代謝の半分近くに関わっている栄養素です。脳神経系で働く酵素の多くにナイアシンが関わっていることがわかっています。かつてはビタミンB_3と呼ばれていましたが、体内で合成されないというビタミンの定義に合わない、つまり体内でも合成されることがわかり、名称がビタミンB_3からナイアシンへと変更になりました。

臨床医の私にとって第一は患者さんがよくなることなので、オーソドックスな医療以外にも「治るのなら、いろいろやってみよう」と考えています。ナイアシンもその一つで、統合失調症などの患者さんに協力してもらって、使用しました。

統合失調症では幻覚、幻聴、妄想などが出現し、正常な判断ができなくなります。症状は薬（抗精神病薬＝メジャートランキライザー）で改善できますが、同時に思考力、判断力が低下し、生きる力が削られ、100のうち20くらいしか出せなくなって、会社や学校を辞めてしまいます。

当クリニックに通院してくる患者さんにデイケア（集団療法）を勧めても、なかなか応じてくれません。応じてくれても、すぐに中止してしまいます。ところが、ナイアシンを服用してもらって2〜4週間もすると、頭がすっきりし、思考力、判断力も出てきて、「以前にデイケアを勧めてくれましたよね。やってみようと思うんですけど」と言うようになります。

統合失調症にナイアシンを使用すると、幻覚などの症状が改善するだけでなく、思考力、判断力が改善し、前向きになれます。この効果に「統合失調症はナイアシン欠乏症だ」と言い切る医師もいるほどです。

ホッファー博士は、統合失調症は緊張や興奮したとき分泌されるホルモンのアドレナリンが酸化されて生じる物質（アドレノクロム）が脳を刺激して発症する、ナイアシンはアドレナリンの酸化を防ぐので、その物質も発生しなくなり、結果として統合失調症が改善する――と述べています。

ナイアシンはうつ病や子どものチックにも有効です。チックとは、一定の筋肉群に突発的、不随意に急速な運動や発声（症状）が起こる病気です。症状はまばたき、首振り、顔しかめ、口すぼめ、飛び跳ね、足踏みなどの運動、咳払《せきばら》い、鼻鳴らし、叫びなどの発声です。

前述のように、うつ病は神経伝達物質のセロトニン、ノルアドレナリンが不足して起こると考えられており、ナイアシンはそれらの合成に欠かせない栄養素の一つですから、欠乏すればうつ病やうつ状態となるおそれがあります。

ナイアシンはセロトニンの材料でもあるアミノ酸、トリプトファンからも生成されるので、食事からの摂取量が少なくても、欠乏しにくいといわれています。しかし、たんぱく質が欠乏したり、ビタミンB群（B_2、B_6）、鉄などが不足したりすると、生成されにくくなり、欠乏することがあります。また、砂糖、でんぷん（糖質）を過剰に摂ると、ナイアシンの消費量が増え、欠乏に至ることがあります。

ビタミンB_2は牛・豚・鶏レバー、ウナギ、サバなど、B_6はマグロ、カツオ、鶏肉など、亜鉛はカキ、牛肉などに多く含まれています。つまり、これらは鉄も含めてタンパク源の肉類、魚介類に多く含まれ、たんぱく質欠乏が起こると不足しやすい栄養素といえます。

また、不安やうつ状態が続くと、しきりに甘い物が欲しくなり、砂糖の過剰摂取になりがちです。脳がたんぱく質を各種アミノ酸の形で取り込むとき、糖を必要とするためです。

脳は血液中の物質を何でも取り込めるわけではありません。脳の血管には「血液脳関門」と呼ばれる関所があり、血液中の物質を仕分けして取り込んでいます。この仕分けの基準はかなり複雑で、脳に必要な物質でも通さないことがしばしばあります。たとえば、GABA（ギャバ、γ－アミノ酪酸）は脳内に存在する興奮を鎮める神経伝達物質で、ストレスの緩和、睡眠の質の向上などに効果があるとしてサプリメントからGABA入りチョコレートまで市販されていますが、GABAは血液脳関門を通れず、食べても脳の鎮静効果はありません。

チョコレートなど砂糖をたっぷり含む食品には注意が必要です。砂糖の過剰摂取は、肥満だけでなく、低血糖症（後述）を招くリスクが高くなるので、厳に慎む必要があります。

ナイアシン欠乏症では、うつ、幻覚、イライラ、不安などの精神症状や口内炎、皮膚炎、舌炎、胃腸障害などの身体症状が見られます。この精神症状はうつ病、統合失調症の症状にも似ています。

ナイアシンは即効性があります。劇的によくなる人もいます。半年、1年続けても変化がないという人もいますが、急に効果が現れ、よくなる人もいます。ナイアシンはこころの病の栄養療法に欠かせない栄養素の一つです。

幻覚におびえて……
統合失調症と思ったら、栄養障害だった

統合失調症と診断された当時、彼、Ｃさんは中学3年生でした。

本人や母親の訴えによると、夏休み前に体調を崩し、ずっと食欲不振が続いていたが、秋になって幻覚（幻聴、幻視）を見るようになった。家族に「黒い影が歩いていった」とか「霊がうろついている」と言っては怖がった。外に出られなくなり、不登校となり、家に閉じこもることが多くなった。近くの精神科で統合失調症と診断された。中学3年生の病気とは思えないので、他の病院を受診したが、「早めに発症した統合失調症」と告げられた。ハロペリドールという抗精神病薬を服用しているが、さっぱりよくならない……とのこと。

幻覚は統合失調症の特徴的な症状です。他にも被害妄想や不意の興奮など統合失調症を思わせる症状がありました。抗精神病薬があまり効かないようなので、前述のナイアシン（サプリメント）を併用しましたが、効果は「気持ちはらくになったが、病状はよくはならない」という程度でした。次に、抗精神病薬を増量すると、「気持ちがらくになった、

薬を増やしてほしい」と訴えてきます。統合失調症の患者さんは「薬はやめてほしい」と言っても、「薬を増やしてほしい」とは言わないのが普通です。

そこで、発症までの経過を詳しく聞くと、下痢をして普通の食事が摂れなくなったため、ジュースなどを飲んで空腹を満たした。7月から3か月くらい、ごはんを食べなかったが、カロリーを摂っていれば大丈夫だと思い、ジュースなど砂糖が入った甘い物で過ごした。そのうち頭痛やめまいが起こるようになり、甘い物を食べた後しばらくして興奮したり、幻視が見えたりするようになった……とのこと。

5時間ブドウ糖負荷試験（後述）の結果、Cさんは統合失調症ではなく、似た症状を呈する栄養障害の一つ、低血糖症とわかりました。当時、私は栄養療法（分子整合栄養医学に基づくオーソモレキュラー療法）を始めたばかりで、経験不足だったため、診断に少し時間がかかってしまいました。

実は、この低血糖症こそが現代の誤った食生活がもたらした栄養障害で、多くのこころの病の知られざる原因の一つです。

脳がエネルギー源不足に陥ると……

低血糖といえば、糖尿病の患者さんに見られることがよく知られています。糖尿病は血糖値（血液のブドウ糖濃度）の高い状態が続く病気ですが、薬物療法（インスリン製剤）で血糖値を下げていると、ときに薬が効き過ぎて血糖値が一気に下がり、著しい低血糖を引き起こします。エネルギー源である血糖が大きく減少し、脳がエネルギー不足になって意識障害（昏睡《こんすい》）を起こし、生命の危機に陥るのです。

低血糖症はこれほど激しくはないですが、やはり血糖値が急激に下がり、脳がエネルギー源不足になります。

血糖値は食後に上がりますが、２～３時間で下がり、その後（空腹時）はほぼ「一定レベル」に保たれています。血糖値の基準値は65～１０９㎎／dLですが、この範囲が「一定レベル」というわけでなく、70㎎／dLの人も、90㎎／dLの人もいます。

食事で炭水化物（糖質）を摂ると、腸で消化・分解され、ブドウ糖となって吸収され、血液中に入ります。血液中のブドウ糖＝血糖が増え、つまり血糖値が高くなると、膵臓《すいぞう》から糖代謝を促すホルモンのインスリンが分泌され、「一定」以上の分はグリコーゲンに変換され、肝臓などに貯蔵されます。

血糖は全身の細胞でエネルギー源として利用されます。利用されて血糖が減ると、今度はグリコーゲンを分解し、ブドウ糖をつくるホルモンが分泌され、血糖を「一定レベル」に保ちます。脳の神経細胞もエネルギー源として血糖を利用しますが、脳はブドウ糖を貯蔵しておけないので、つねに脳が求める血糖を供給する必要があります。

血糖が不足すると、脳は「エネルギー源が足りない。何とか確保しなくちゃ」と焦って、ブドウ糖をつくって血糖を増やすホルモンの分泌を促します。血糖を増やすホルモンは5種類ありますが、その一つ、アドレナリンが副腎から分泌されると、血糖が増えるだけでなく、気分が高揚し、興奮し、攻撃的になったり、強い不安に襲われたり、幻視、幻聴が生じたり……といった症状を伴います。

実は、統合失調症の発症にはアドレナリンの代謝によって生じる物質が関わっているともいわれ、低血糖症のうち、アドレナリン分泌による症状を呈するタイプが統合失調症と一部似ているのは、そのせいかもしれません。

低血糖症はさまざまな顔を見せます。Cさんのように幻覚（幻視、幻聴）が出現して統合失調症のような顔を見せるかと思えば、普段は無気力なのに急に興奮したり、眠らなくても休みなく活動したりして双極性障害（躁うつ病）のような顔を見せる、または疲労感・倦怠感がひどく、思考力が低下し、意欲もなくなってうつ病のような顔を見せる……といった具合です。

甘い物好きが陥る知られざる病気、低血糖症

低血糖症の発症には、Cさんの例でお気づきのように、甘い物の過剰摂取が関わっています。甘い物とは主として砂糖です。

食物は胃を経て腸に入ると消化酵素によって消化・分解されます。前述のとおりたんぱく質はアミノ酸に、炭水化物（糖質）はブドウ糖、果糖に変えられて吸収され、体内に取り込まれます。炭水化物はでんぷんと食物繊維に分かれますが、どちらも糖が10個以上結合した多糖類です。多糖類が分解し、糖が一つになったものが単糖類で、これがブドウ糖と果糖です。果糖はハチミツや果物に含まれる糖で、血糖をあまり上げないとされている

ので、ここでは省略します。砂糖はしょ糖ともいい、ブドウ糖と果糖の2つが結合した2糖類です。

腸から吸収されるスピードは糖が小さいほど速くなります。多糖類のごはん、パンよりも、2糖類の砂糖のほうが急速に吸収され、急激に血糖値を押し上げます。すると、その血糖値を調節するため、膵臓から大量のインスリンが分泌されます。インスリンの作用によって、血糖値はやがて普段の「一定レベル」に戻ります。

しかし、血糖値の急激な上昇↓インスリンの大量分泌によって血糖値が急激に下降し、「一定レベル」より下がってしまうことがあります。それが低血糖症で、血糖値の上昇が急激なほどインスリンの分泌量が多く、血糖値の低下が急激で大きく、脳のエネルギー源不足も起こりやすくなります。

前述のCさんが甘い物を食べた後、しばしば幻覚を見たのはそのためです。

血糖値が低下し、普段の「一定レベル」より下がると、ボーっとしたり、集中力が低下したり、落ち着きがなくなったり、無気力になったりします。その一方で、低血糖に反応してアドレナリンの分泌が起こると興奮したり、攻撃的になったりすることもあります。

このように低血糖症は症状が多彩で、人によって異なりますが、前項から述べてきたような症状があって、次の項目に当てはまれば、低血糖症の可能性があります。

・甘い物、清涼飲料水を毎日摂っている
・夜間に目覚め、何かを食べることがよくある
・空腹感を覚え、よくおやつを食べる
・甘い物を食べると、イライラや不安感が和らぐ
・菓子パンのみで一食済ますことがよくある

低血糖症の診断には5時間ブドウ糖負荷試験が有用です。ブドウ糖負荷試験は糖尿病の検査として知られています。ブドウ糖を溶かした甘い水を飲んで、血糖値の変動を調べる検査です。甘い水を飲む前（空腹時）と飲んでから30分後、1時間後、2時間後に採血し、血糖値を測定します。ちなみに空腹時値１２６㎎／dL以上、または2時間値２００㎎／dL以上ならば糖尿病、空腹時値１１０㎎／dL未満および2時間値１４０㎎／dL未満ならば正常と見なします。

低血糖症の検査も同じ甘い水を飲んで、血糖値の変動を調べます。低血糖症では血糖値が特徴的な変動を示すので、患者さんに負担はかかりますが、5時間くらいかけて変動を調べる必要があります。甘い水を飲む前と飲んだ後30分ごとに採血し、血糖値を測定しま

図表7　低血糖症における血糖値の変動

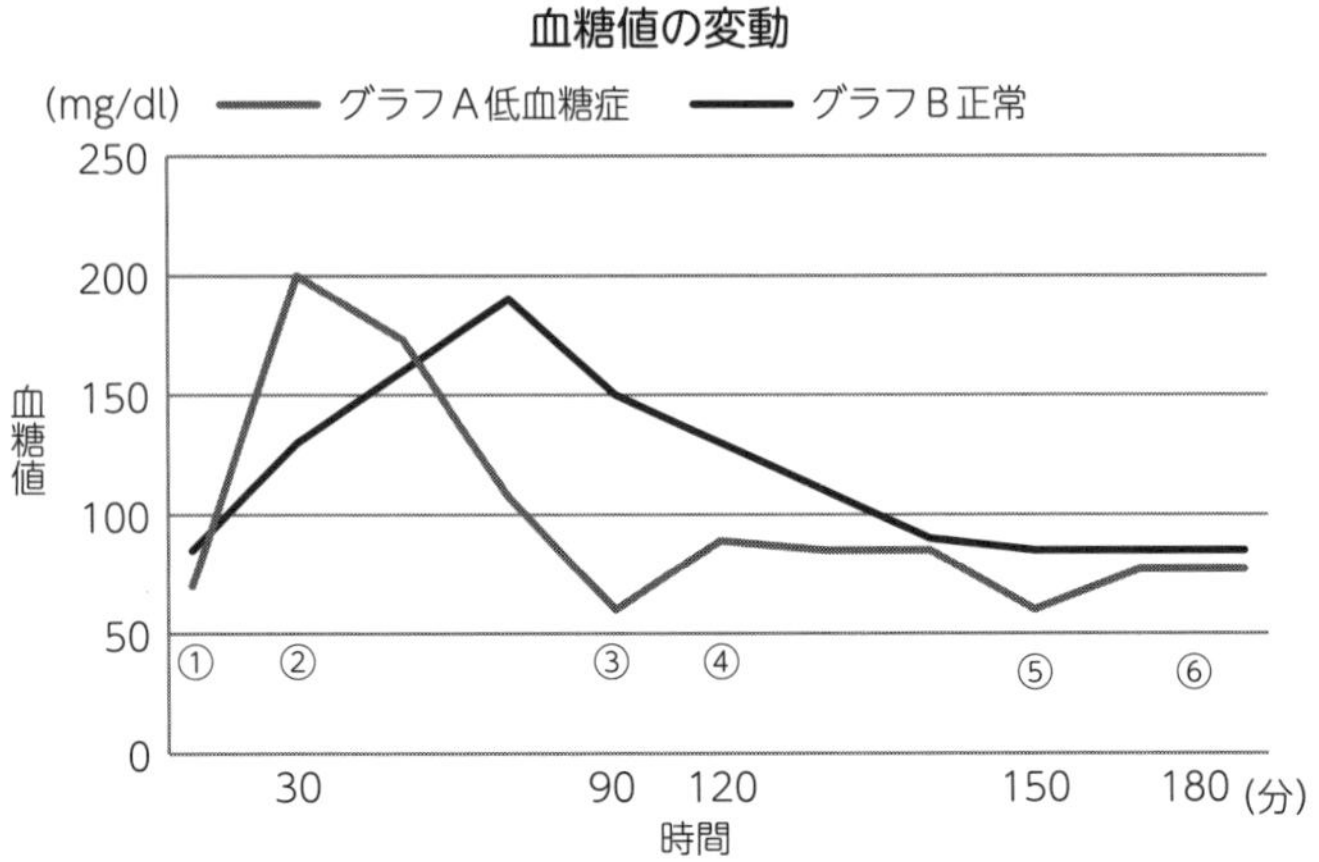

す。

図表7のグラフAは低血糖症患者さんの5時間ブドウ糖負荷試験の一例です。検査で甘い水を飲むことは、空腹で甘い物を食べることと同じですから、血糖値が急激に上がります。グラフAは①普段のレベルから、②30分で急激に上がり、③1時間30分で急激に下がり、普段のレベルより低くなり、④上がって普段のレベルになり、これが続いた後、⑤急に下がり、普段のレベルより低くなり、⑥上がって普段のレベルになり……と変動しています。①と②の間にブドウ糖の消化吸収、②と③の間にインスリンの大量分泌、③と④の間および⑤と⑥の間に血糖値を上げるホルモンの分泌が介在しています。④の後と⑥の後

の血糖値はアドレナリンなど血糖値を上げるホルモンの作用によって血糖が不足しないよう保たれていると思われます。

なお、⑤の変動、飲食なしで起こる血糖値の急激な低下は夕方に起こりやすいことがわかっています。

グラフBは正常な人の血糖値の変動です（予測値）。グラフAとの違いは一目瞭然で、糖質の摂取後おだやかに上がり、ピークに達した後ゆっくり下がり、２〜３時間で普段のレベルに戻ります。普段のレベルより下がることはありません。

低血糖症の正しい食事の摂り方

低血糖症の改善には食事の見直しが一番必要です。

発症の要因は血糖値を急激に上げることなので、これを避けることが肝要です。糖質を摂ると、多かれ少なかれ、ブドウ糖となって吸収されるので、血糖値は上がります。消化にかかる時間が短いほど、吸収されるスピードが速いほど血糖値の上昇が急になります。

糖質にはブドウ糖の数により多糖類、２糖類、単糖類があります。単糖類はブドウ糖なので、消化の必要もなく、そのまますぐに吸収されます。ただし、通常の食品でブドウ糖がそのまま含まれているものはないので、食事で摂る糖質で最も消化が速く、吸収がはやいのは２糖類の砂糖です。砂糖をたっぷり含む食品、つまり甘い物を食べると、血糖値は急上昇します。

多糖類は消化、吸収が２糖類より遅く、血糖値の上昇も２糖類ほど急ではありません。しかし、食品によっては速やかに消化、吸収され、血糖値も急上昇します。消化、吸収に時間がかかり、血糖値をおだやかに上げるのは糖質と、たんぱく質や食物繊維などが混じった食品です。

そこで、食べ方の是正ポイントは５つ、

・甘いもの、間食を止めること（チーズ類、落花生、ナッツなどは可）
・ごはん、パン、麺類は単独で食べないこと
・ごはん、パン、麺類の量を減らすこと
・ごはん、パン、麺類は必ずおかずと一緒に食べること
・おかずは、新鮮野菜と肉、魚、卵などのたんぱく質を十分に摂ること

——です。

ごはん、パン、麺類ですが、多く摂るほど吸収されるブドウ糖も多くなり、血糖値が上がり、インスリンも多く分泌されます。低血糖症の患者さんは、大半は若い人で、炭水化物を単独で、大量に摂っています。「単独」というのは甘いもの、間食、おにぎり、ごはんにふりかけ、菓子パン、カップ麺など、「大量」というのはごはんどんぶり2杯、ごはんとうどん、ラーメンとライスなどの食べ方です。ごはんなら茶碗1～2杯、パンなら1～2枚にし、他の栄養素を含む食品を合わせて摂ることが重要です。

同じ糖質を含む食品でも、ブドウ糖を吸収し、血糖価を上げる速さは食品によって異なります。食品によるこの速さの違いを、ブドウ糖のそれを基準にして数値化したのがGI（グリセミックインデックス）値です。GI値が高いほど血糖値が急激に上昇し、低いほど血糖値がおだやかに上がります。

したがって、GI値の高い食品を控え、GI値の低い食品を摂ることが重要です。GI値が高い食品は食パン、白米ごはん、ベークドポテト、餅、砂糖、マカロニ・スパゲティなどです。GI値の低い食品は玄米ごはん、ライ麦パン、全粒粉パン、全粒粉パスタ、大豆などです。つまり、白米ごはんを玄米ごはんに、食パンをライ麦パンか全粒粉パンに、パスタを全粒粉パスタに替えれば、血糖値の急上昇を避けることができます。

間食にはケーキ、パンケーキ、クッキー、アイスクリーム、菓子パン、せんべい、お菓子などの甘い物を摂ることが多いようです。砂糖を、あるいは小麦粉や米粉を空腹で摂るので、吸収が速く、血糖値も急激に上がります。間食を摂りたくなるのは、習慣もありますが、通常の食事で栄養素がきちんと摂れていないためかもしれません。体や脳が栄養素を求めて食欲を高めている可能性があります。

炭水化物を多く摂る人はたんぱく質をあまり摂らない傾向があります。低血糖症の人はたんぱく質欠乏を合併するリスクが高いのです。炭水化物を減らした分、たんぱく質を増やすようにしましょう。炭水化物とたんぱく質を混ぜて摂ると、ブドウ糖の吸収および血糖値の上昇がおだやかになります。

第3章

ストレスで消耗したこころのエネルギーを高める生き方

過剰なストレスの溜め込みで発症するストレス消耗性うつ病

ストレス消耗性うつ病は、慢性のストレスが脳にダメージ与えて発症する、重症のうつ病です。慢性のストレスの多くは、仕事上や生活上の対人関係のトラブル、過酷な仕事量といった自分の外側の状況が影響していることが多いようです。

第1章でも述べたように、最近では、「ストレス消耗性うつ病」が外来に来るうつ病患者さんの大半を占めています。類似の用語に、キールホルツにより1954年に提唱された「消耗性うつ」があります。その意は、「過度の心身の疲労で発症するうつ病」で、「義務感が強く過度に良心的な性格」の人がかかりやすいとされていました。当時は現在ほどストレスが蔓延化《まんえんか》した社会ではなかったので、自ら積極的にストレスを抱える「過度に良心的な」性格がこのうつ病の病前性格とされたのでしょう。「消耗性うつ」は実際に精神科での治療が必要な例は少なく、軽症のうつ病と受け止められていたようでした。

その後、社会の構造は大きく変化し、個人にかかるストレスが1954年当時とは比べ物にならないくらい大きくなってきています。ストレスが大きくなった分だけ、うつ病も重症化し、病前性格の面でも、この後に述べる機能不全の家族の中で育った人の「過度に従順」など、大人になりきれない性格からうつ病にかかる患者さんが多くなってきています。このように、「現代の過度の心身の疲労で発症するうつ病」は、キールホルツが提唱した「消耗性うつ」とは病気の成り立ちが大きく異なっており、私はこれを「ストレス消耗性うつ病」と呼んでいます。

最近の傾向として特筆すべき点は、気分循環性障害が慢性化していくなかで、頻回な気分の乱高下がストレスになり、ストレス消耗性うつ病になるケースが増えていることです。同じようなものとして、疼痛性《とうつうせい》疾患が慢性化してストレスとなり、ストレス消耗性うつ病に至ることもあります。

では、過剰なストレスがあると誰でもストレス消耗性うつ病になるかというと、決してそうではありません。発症する人としない人がいるのはなぜでしょうか。「ストレスを受けやすく、その処理が下手な人がストレス消耗性うつ病になる」というのがその答えです。

ストレスを受けやすい原因は、生まれつきの感受性の強さ、ストレスを溜めやすい考え方、生き方にあります。また、不摂生（運動、栄養、睡眠、生活リズム）もストレスを溜め込みやすい状態に心身を追いやるので、ストレス消耗性うつ病の原因になります。

うつ病にならないためには、ストレスコーピング（ストレスにうまく対処すること）の力をつけていく必要があります。治療的には一人ひとりの患者さんのストレスをよく理解し、対処することが重要です。

自他の言動に敏感な人はストレス消耗性うつ病になりやすい

世の中には人から言われたことやその態度をひどく気にして、くよくよと1週間も2週間も引きずってしまう人がいる一方で、人を傷つけるようなことを平気で口にし、トラブルになっても気にせず、ケロリとしている人もいます。前者は自他の言動に敏感な人、さしずめドラえもんファミリーで言えば「しずかちゃん」タイプです。後者は「ジャイアン」タイプと言えるでしょう。

「しずかちゃん」タイプの自他の言動に敏感な人は、話した相手の態度が少し変わっただけで、「私の言い方が気に障ったのかもしれない」とか「私のあの言い方が悪かったのかもしれない」と気にします。相手の態度が変わった原因が、そのときの会話とはまったく無関係であっても、自分の言葉のせいだと思い込むのです。

相手が「君はすごいね」と褒められれば「私のことを本当は馬鹿にしているのかな」、「手伝ってあげようか」と言われれば「何か下心があるのかな」、また、「仕事は順調かい」とたずねられれば「私のミスに気づいているのに黙っているのかも」というように、言葉の裏側を読んで気に病みます。

一方、「ジャイアン」タイプの人は、自分が言いたいことを言って、相手がどう感じたかなど気にせず、言ったこともすぐ忘れ、他のことに気が向きます。トラブルになっても、どちらかが「ごめん」と謝るか、少し時間が経てば、後腐れなく解消します。同じようなことを言って、同じトラブルを再々起こすこともあります。

「しずかちゃん」タイプの人は、人に傷つけられても自分の方から引いてしまうので、トラブルにはなりませんが、相手が「ごめん」と謝ってきても、なかなか傷ついた気持ちを解消できません。もし、仲直りのために「一緒に食事」をすれば、「ジャイアン」は喜々として平らげるでしょうが、「しずかちゃん」はのども通らないでしょう。

自他の言動に敏感な人も、子どものうちは、他人と関わるのも学校という小さな社会のなかなので、何とか対応していくことができます。しかし、他人の気持ちにまったく鈍感で、いじめをして面白がるようなクラスメートなどがいると、悩まされて、不登校・引きこもりになり、うつ状態に陥ることがあります。

敏感タイプの人は、社会に一歩足を踏み出すことも、社会のなかで一人前に振る舞うことも苦手です。大人になって社会人になれば、否応《いやおう》なく職場の多種多彩な人間関係に投げ込まれます。周囲の人を気にするあまり人間関係で悩むようになれば、本来は持っていたはずの仕事の能力も発揮できなくなります。

敏感タイプの人は、ストレスの緩和が下手な人がほとんどなので、ストレスを蓄積していって、そのうち、そのストレスがオーバーフローしてしまえば、うつ症状や不安障害などが現れるようになります。

敏感すぎる性格は栄養欠乏が原因だった！

敏感タイプの人は、「なぜ、自分はこんなにも神経質なのか」と自らを持て余したり、嫌に思ったり、責めたりします。「性格だから仕方がない」とあきらめてしまう人もいます。

どうして敏感タイプになるのかといえば、次のような原因でなりやすいことが一部わかってきています。

・栄養障害⇒ビタミンB_6欠乏、亜鉛欠乏、ナイアシン欠乏
・幼少期の体験⇒アダルトチルドレン、トラウマ

脳の栄養不足が不安やうつ状態をもたらすことは第2章で述べましたが、それは性格の形成にも影響を及ぼします。敏感タイプの人の、他人の言動が常に気になり、不安感から抜け出せない「性格」は、ビタミンB_6や亜鉛、ナイアシンが欠乏している人に多くみられます。

ビタミンB_6とナイアシンは神経伝達物質であるセロトニン、ドーパミン、ノルアドレナリン、GABA（γ－アミノ酪酸）の合成に欠かせない栄養素です（図表3、83ページ）。ビタミンB_6は遺伝子の合成、細胞増殖（つくり変え）、ヘモグロビンの合成にも関わっています。欠乏症状の一つに神経過敏、情緒不安定などがあります。セロトニンの不足が生じるとストレスに弱く、こころが不安定になり、不安を感じやすくなり、それが高じるとうつ状態に陥ります。

ＧＡＢＡは脳の抑制系の代表的な神経伝達物質で、その不足が生じると神経の興奮を鎮める働きが低下し、イライラ、不安、恐怖などの感情に襲われやすくなります。なお、ナイアシンについては第2章100ページを参照してください。

亜鉛は約300種の酵素の働きを補助し、たんぱく質の合成、ホルモンの分泌調節などに関わっています。脳内のたんぱく質をつくる酵素も多くが亜鉛の補助を受けています。神経細胞が情報（電気信号）を伝える神経線維（いわば電線）の多くに亜鉛が含まれ、カルシウムとともに情報の伝達に重要な働きをしています。

亜鉛が欠乏すると、さまざまな症状が出現しますが、精神面ではこころが不安定となり、強い不安、イライラ、疲労感などが生じやすくなります。

このようにビタミンB_6や亜鉛、ナイアシンの欠乏が脳の情報伝達・処理を不安定にし、他人のことを過敏に気にする「性格」をつくり出している可能性があるのです。

ビタミンB_6は、肉類や魚介類に豊富に、大豆製品や穀類に多く含まれるうえ、腸内で腸内細菌によって産生されるので、欠乏しにくい栄養素です。しかし、ダイエットのため偏食したり、腸の働きが悪かったりすると、欠乏することがあります。

亜鉛は、カキ、ウナギ、牛肉、豚・鶏レバー、卵、大豆などに多く含まれますが、吸収率がたいへん低く、欠乏しやすい栄養素の一つです。亜鉛欠乏症は予想以上に多いといわれています。

ビタミンB_6や亜鉛は十分に摂取していても、欠乏症となる場合があります。体内でヘモグロビンがつくられる過程で、「クリプトピロール」という物質が生じます。これがアルデヒド（有機化合物の一種）を尿とともに体外に排泄します。ビタミンB_6もアルデヒドの一つなので、「クリプトピロール」によって排泄されるのですが、このとき亜鉛も一緒に排泄されます。通常は「クリプトピロール」の量が少なく、ビタミンB_6も亜鉛も排泄されるのは少量です。しかし、体質的に「クリプトピロール」がたくさんつくられ、ビタミンB_6、亜鉛の欠乏をきたしやすい人がいるのです。

ビタミンB_6欠乏、亜鉛欠乏かどうかは、血液検査でおおよそわかります。

ビタミンB_6が欠乏すると、

・口内炎や口角炎、目・鼻・耳の皮膚炎がよくできる
・手足のしびれ、けいれんが起こる
・眠気が生じやすい、不眠症になる
・食欲がない、倦怠感が続く

——などの身体症状が現れます。

また、亜鉛が欠乏すると、

・風邪をひきやすい、傷が治りにくい

・肌が乾燥しやすく、荒れやすい

・食欲がない、味覚が落ちた

・抜け毛が増えた

・性欲が低下した

——などの身体症状が現れます。

精神症状にこうした身体症状を伴う場合は、敏感タイプの人ならばもちろん、そうでなくても、ビタミンB_6や亜鉛、ナイアシンの欠乏症を調べる検査を受けるようお勧めします。

欠乏症の場合、その栄養素が非常に減少しているので、食事では補充しきれません。

ビタミンB_6欠乏症の人は100mg前後の補充が必要で、毎日25mgずつ長期にわたって摂取する必要があります。食事で25mg摂取するにはマグロ（クロマグロ赤身）ならば約3kg、にんにくならば約1・6kg食べなければなりません。

亜鉛欠乏症の場合も同様です。1日あたり30～60mgの補充が必要なので、食事で摂取するには牛肉（肩、赤身）ならば５５０ｇ～１・１kg、豚レバーならば４３０～８６０ｇ食べなければなりません。

ナイアシン欠乏症の場合は１日あたり５００mgから始めて３０００mgくらい摂ることもあります。食事で５００mg摂取するにはカツオ（生）ならば２・６kg、若鶏ささみ（焼き）ならば３・２kg食べなければなりません。

確かに、毎日３kgのマグロや１kgの牛肉を食べるのは不可能でも、少しずつ摂取し、時間をかければ不足分を補充できるのではないかと思うかもしれません。しかし、すでに欠乏症状が出ているのですから、できるだけ早く補充し、症状を改善する必要があります。確実・安全に補充するには、医師の指導のもとに良質のサプリメントで摂取する必要があります。

幼年期にストレス消耗性うつ病の病根を探す

「病根」という言葉があります。病気の元々の原因＝根っこという意味です。それらは、病気の種類によって、病気にかかる人によって、それぞれ異なります。しかも「根」ですから地中の見えないところにあります。

不安障害やうつ病では病根を見つけ、ここからケアしていくことが重要です。不安に抗不安薬、うつに抗うつ薬を用いるというやり方は、大きな木の茎や枝葉を刈るようなもので、きれいに刈ることができても、根っこが残っていれば再び芽を出し、茎や枝葉が伸びます。つまり再発します。

うつ病の病根はどこにあるのでしょうか。それを見つけるには、見える部分（茎・枝葉）からたどっていきます。たとえば、職場で部署の異動があり、ミスをすると怒鳴る支配的な上司にあたり、一生懸命頑張っても空回りしてしまい、心的エネルギーを消耗しきって、ストレス消耗性うつ病になったという場合を考えてみましょう。

このような支配的な上司はどこにでもいて、大半の人は多少の苦労はしてもその問題を乗り越えていくのですが、それができない人がいます。この人の病根につながるキーワードは「支配的で怒鳴る人」です。病根へとたどっていくと――

・ストレス消耗性うつ病になった

↓そうなったのは、心的エネルギーが枯渇したから

↓そうなったのは、いつも以上に頑張っていたのに、結果が出ずに悩み過ぎたから
↓そうなったのは、上司に怒鳴られると、人一倍強い恐怖を感じ、過度に従順に振る舞ってしまう自分だから
↓そうなったのは、幼少期に支配的で自分の思いどおりにならないと怒る父親がいて、大人になってからも、支配的な人物に対しては父親を投影して、過度に従順となっていたから

実際の臨床では、このようにすんなりたどれるわけでなく、さまざまな角度からアプローチして、病根を特定（推定）することになります。ただ、患者さんの個人史のなかに隠れているので、気づいていないとはいえ、患者さん自身には何らかの「自覚」があります。

不安障害やうつ病の病根は、個人史のなかのどこにあるのかといえば、最も多いのが幼少期です。といっても、20～30代で、職場の厳しい労働環境や人間関係によって心的エネルギーを消耗し、ストレス消耗性うつ病になった、その病根が幼少期にある、といわれてもにわかに信じられないかもしれません。

たとえば、１歳半のときに交通事故に遭って以来、救急車のサイレンを怖がり、泣くようになった。成長してからは、泣くことはなくなったし、事故のことも覚えていないが、

救急車のサイレンを聞くと強い不安に襲われる……という例もあるのです。

「病根が最も多いのは幼少期」と書きましたが、人として生きていくための「こころ」を形成する幼少期に、その形成を妨げるような環境や出来事を経験すると、それが病根となり、生き方、考え方に影響を与え、まさに20年、30年を経てこころの病となって現れるというわけです。

ストレス消耗性うつ病の病根が育つ機能不全家族

幼少期の子どもに最も影響を与える環境といえば、それは家庭環境ということになります。

私は、医師になって数年の頃から、アルコール依存症の治療に取り組みました。茨城県立友部病院のなかでアルコール依存症のグループ療法を始め、豊後荘病院に移って県内で最初のアルコール専門病棟を立ち上げました。

アルコール依存症の治療のためには、家族関係という視点を欠くことができません。酒害は家族を巻き込むからです。お父さんの酒害が、子どもにまで影響を及ぼしていることに気づいて、「ＡＣｏＡ」（Adult Children of Alcoholics）という言葉ができました。ＡＣとは、「酒害のせいで生きづらさを抱えたまま大人になった人」の意です。

少し後になって「ＡＣｏＤ」（Adult Children of Disfunctional Family）という言葉も使われるようになりました。これは、アルコール依存症のお父さんと同じように、子どもの成長に害を及ぼす要因が存在する家庭で育ち、生きづらさを身につけている人を言います。「ＡＣｏＤ」の「Ｄ」が「機能不全家族」の意です。

機能不全家族という言葉を使っている本はたくさんありますが、機能不全性がもたらす害がいまひとつ明確にされていません。幼少期の家庭環境とストレス消耗性うつ病の関係性が見えてくれば、うつ病の効果的な治療法や予防策が可能になると思います。

こころの成長に必要な４つの家族機能

子どもの健全なこころを育《はぐく》むために欠かせない家族機能は、以下の４つと考えられます。

①子どもに安心・安全な環境を与える
②子どもの気持ちを受け止める
③子どもに生き方の公式を教える
④子どもを教育する

機能不全家族では、子どもたちにこれらを与えてやることができません。

ストレス消耗性うつ病になった人たちの根っこをたどると、何らかの機能不全家族で育ち、大人になってからうつ病になったことが見えてくることが多くあります。そのプロセスを、これら4つの家族機能との関連で大まかに述べてみます。

①「子どもに安心・安全な環境を与える」機能が働かない家族で育った人は、
↓不安が強く、他人の感情や願望はわかり過ぎてしまうほどわかるのに、自分の感情や願望はわからない。
↓過度に順応しようとして、悩み、心的エネルギーが低下してストレス消耗性うつ病になる。

②「子どもの気持ちを受け止める」機能が働かない家族で育った人は、

↓頑張り屋、がまん強い、トラブルがあると自分が悪いと思ってしまう、人への愛情欲求が強い。

↓気分循環性障害になりやすく、気分の乱高下を繰り返すと、心的エネルギーが枯渇して、慢性のストレス消耗性うつ病になる。この場合、気分の変動を自覚することが多い。
③「子どもに生き方の公式を教える」機能が働かない家族で育った人は、
↓生き方がわからない、人の忠告を聞かない、何事もやってみなければわからない、と一見無謀に見える、自己流、野生児のようで、他人の多くの経験を取り入れたり生かしたりすることができない。

↓失敗が多く、心的エネルギーが低下し、ストレス消耗性うつ病になる。
④「子どもを教育する」機能が働かない家族で育った人は（教育＝エデュケーションの本来の目的は、子どもの持つ優れた能力を引き出すことだが、一方的に指示・教示し、従わないと罰を与える親のもとで育った子どもは成長すると）、
↓恐怖感が強く、それ以外の感情が鈍く、過度に従順で自分の考えを持たない、相手の望みを実現しようと懸命に努力するが、自分の願望はない。

↓相手に過剰適応し、その疲れや嫌悪感を察知できず、心的エネルギーをとめどなく消耗

し、ストレス消耗性うつ病となる。

これらの4つの家族機能を、ストレス消耗性うつ病の根っこと関連しているとして特筆したのは、うつ病の患者さんの病気の成り立ちを探っていくなかから、実際に病気の誘因になった幼少期の環境として見過ごすことができないと考えるからです。

実際に診てきた多数の症例をもとに、ストレス消耗性うつ病の根っこに関する説明を具体的にしてみましょう。これらの家族機能の不全性がうつ病につながっていく様子がよくわかります。

機能不全家族1
子どもに安心・安全な環境を与えることができない

アルコール依存症の親、虐待をする親、DV（ドメスティック・バイオレンス）を繰り返す親、ひどく仲が悪くてケンカばかりしている親、感情的に怒ってばかりいる親、支配的で罰を与える親……のもとで育つと、子どもは親の感情の爆発が恐怖で、親の顔色を見て生活するようになります。

通常、子どもは大人の世界から、いわば家庭内シェルターで隔絶され、子どもらしい世界で生きています。たとえ仲の悪い夫婦であっても、子どもの前で怒鳴り合ったり、殴り合ったりせず、子どもをつらい目に遭わせないよう気を使うのが普通です。感情の処理機能が未熟で傷つきやすい子どもたちに対して、大人がすべき当然の配慮です。

機能性のよい家族のもとで育った子どもは、楽しい、つらい、嬉《うれ》しい、悲しい、今こうしたい、こうしたくない、将来どうなりたい……というように自己の内面に向けて「こころのアンテナ」を立て、自分の感情や願望を感知します。その願望自体は幼稚ですが、重要なのはその内容ではなく、内面に向けて「こころのアンテナ」が立っているということです。

人は「こころのアンテナ」を使って、子どもから大人へと育っていきます。社会に出て、人との関係を経験するとき、「こころのアンテナ」だけでは自己中心的な捉え方しかできないため、必ずトラブルが起こります。トラブルを経験すると、相手にも相手の感情や願望があることがわかります。そうして自分を取り巻く世界を感知する「外のアンテナ」ができ始めます。

成長するにつれ、この自己の内面と外界に向けられた「2種類のアンテナ」も成長し、自他の願望をバランスよく処理できるようになっていきます。

やがて社会に出て、多くの人との関わりを積んでいくなかで、この「2種類のアンテナ」は精度を増し、自我が成長し、社会生活をするうえで必要な自己判断や自己決定の力を獲得していきます。わかりやすくいえば、他者と程よく協調しながら、自分で考え、自分で決め、自分の人生を歩んでいける人になれるということです。

「巨大な外のアンテナ」と「貧弱なこころのアンテナ」

機能不全家族のもとで育った子どもは、「巨大な外のアンテナ」と「貧弱なこころのアンテナ」を持っています。

生まれたときから、大人の世界からの感情の垂れ流しを受け、「外のアンテナ」が早々に立ち、周囲（家族）の人の言動に敏感になり、周囲の人の顔色をうかがいながら自分が行動するようになります。これを繰り返していると、「外のアンテナ」はますます巨大化

図表8　アダルトチルドレン

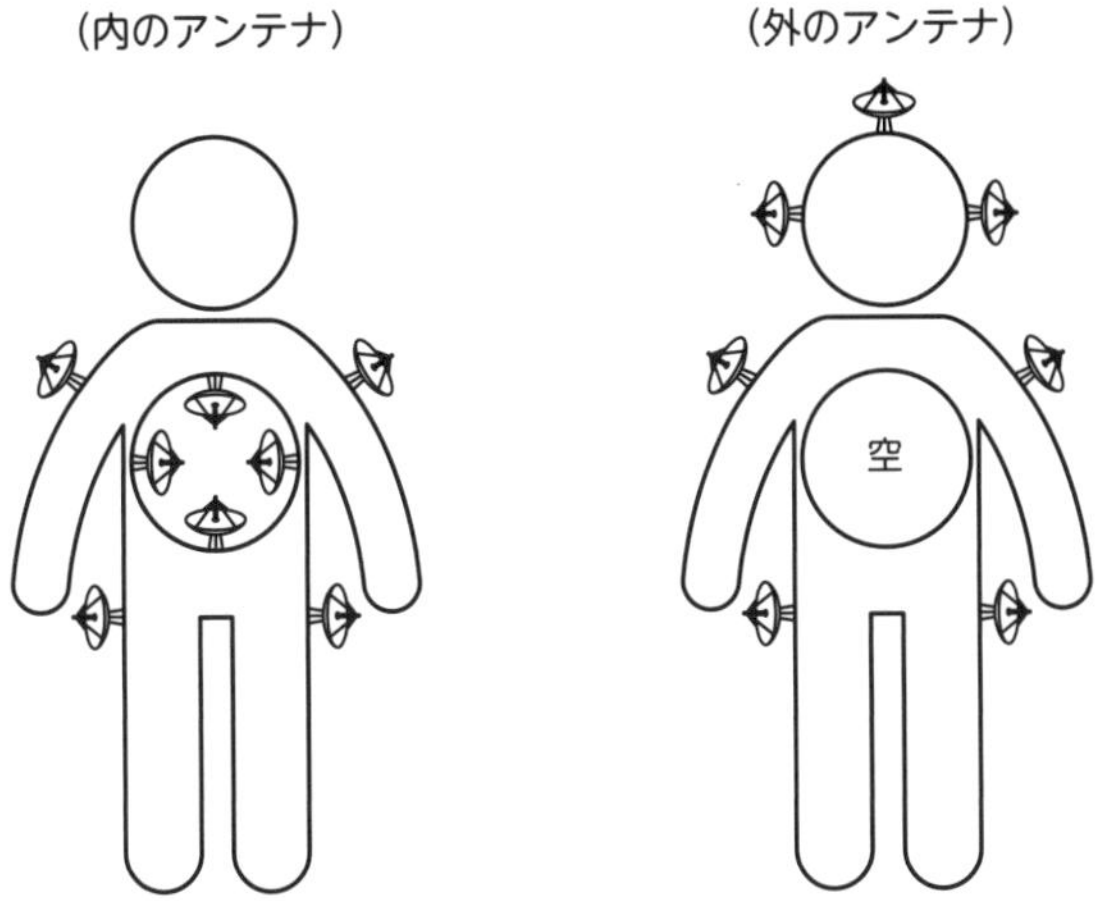

「健全な人」
こころ（自分の内側に向けて）に
向けたアンテナと外に向けたアンテナが
バランスよく立っている

「アダルトチルドレン」
こころ（自分）はからっぽで、
外に向けてアンテナが立っている

していきます。

その一方で、外への多大な気遣いから、自分の感情、願望と向き合う機会が少なくなり、「こころのアンテナ」がなかなか育ちません。このまま社会に出ると、外（他人）にばかり注意が向き、自分の感情、考えがなく（乏しく）、自己決定ができない（難しい）という生き方になります。

人と人とがぶつかり合う、家族の感情の嵐のなかで折り合いをつけながら生き抜いてきたので、若い頃は他人の人間関係トラブルの調整などに能力を発揮します。しかし、年齢が上がるにつれ、自分で感じ、考え、判断し、決定しなければならない場面が増えてくると、自分がどうしたいのかがわからなくて他人の願望に沿ってエネルギーを使い続けた結果、うつ病になることがあります。

職場を例にとって考えてみましょう。

外に向かってアンテナがいっぱい立っている人は、他人の感情、願望がわかり過ぎるほどわかります。どうすれば相手が満足するかを考え、行動します。他人のために行動した結果、自分が疲れても、疲れのつらさを感知するこころのアンテナがありません。

そのため、疲れを感じることなく頑張り、過度な順応を続けていきます。疲れが蓄積し、徐々に仕事が滞るようになっても、他人の目が気になるだけで、自分のつらい感情はわかりません。

仕事の停滞をどのように考えて解決したらよいのかわかりませんし、どのような希望を持って頑張ればよいのかもわかりません。悩みを深めつつも、職場へは通い続けますが、早晩、心的エネルギーが燃え尽きると、ストレス消耗性うつ病になってしまいます。

このように自分の感情、願望をキャッチするこころのアンテナが育てられない家庭環境は、職場に過剰適応し、燃え尽きてしまうストレス消耗性うつ病の病根となるのです。

機能不全家族２
子どもの気持ちを受け止めることができない

●D子さん（17歳、高校2年生）の場合

勉強の態度はまじめで、部活にも積極的、仲間からの信頼も大きく、何の問題もないように見えていたD子さんですが、ある日突然、気分が落ち込み、学校に行けなくなりました。5歳のときに両親が離婚し、それから母親と妹との3人で暮らしてきました。母親は仕事に家事にと忙しく、ゆっくり接してくれることはほとんどありませんでした。

彼女にとっては母親だけが頼りで、その母親が風邪などの病気にかかると、「お母さんが死んだらどうしよう」と大きな不安を感じました。いつも母親に元気でいてもらうため、彼女は自分のできる家事を精いっぱい手伝い、妹の世話をし、勉強は言われなくとも自分から進んでしました。

学校でいじめにあったり、先生に誤解されて叱られたり、どんなに嫌なことがあっても決して母親には言わず、元気にふるまいました。母親に心配や負担をかけたくないという思い

からでした。

しかし、母親は余裕がないせいか、機嫌のよいことはめったになく、D子さんを気づかってくれることはありませんでした。母親は、彼女の態度や表情から彼女に何かあったかどうかを気づくこともなかったのです。彼女は少し寂しく思いつつも、母親に心配をかけずに済むことに満足していました。D子さんはがまんすればすべてうまくいく、自分にも悪いところがあったのだから、明日から頑張ろう……と思って、それ以上は考えないようにするのが常でした。彼女は「がまんと自責」を覚えることで生きていたのです。


子どもの気持ちを受け止める機能のある家庭では、親と子が話す機会が多くあり、子どもは困ったことがあると母親に話すことができます。子どもが学校から帰ると、「今日ね、学校でね、友達がね、先生がね……」という具合に、その日の出来事を話し、母親はその気持ちを受け止め、子どもが暗い顔をしていると「どうしたの、学校で何かあったの」と声をかけたり、そっと見守ってやったりします。

同時に、親は子どもに、日常生活における人間同士の困り事は、解決できることは解決法を提案しますが、解決できないことに関しては気分転換が大切ということを教えます。

このことは小学校の低学年の頃にはとくに大切で、「おいしいおやつがあるから食べなさい」「お買い物に行くから一緒に行きましょう」「今日の夕食はあなたの好物だからね」「早く風呂に入って休みなさい」「今日はお母さんの横で寝なさいね」などと、本人が受け入れられそうな提案をし、気分転換を図ってあげます。親（家族）のこのような受け止めを、幼少期にいつもしてもらっていると、情緒が安定した人間に育っていきます。

このような受け止めをしてもらえないで育った子どもは、がまん強くなり、自分のことは責めるのですが、他人のことは責められない人間になっていきます。こう言うと、たいへんよい性格に育ち、幸せな人生を送るように思われがちですが、決してそうではありません。思春期になるとキレやすくなって、リストカット、薬の大量服用、摂食障害などを繰り返し、本人も周りの人もたいへん困ってしまうことが多いのです。

こうした人は他人のちょっとしたひと言で怒り、悲しみ、自己破壊衝動が爆発的に出現します。この自己破壊性は自分の身体やこころ、さらには人生まで破壊していきます。このような状態は病気として治療が必要で、診断名は「気分循環性障害」となります。

気分循環性障害にかかり、慢性的に情緒不安定発作を繰り返していると、やがて消耗性のうつ状態に陥ってしまう人がとても多いのです。

機能不全家族3
子どもに生き方の公式を教えることができない

人は、自分の親から教えてもらった「生き方」を教訓にして、生きていきます。子どもに「生き方の公式を教えること」は親の大切な役割です。それは親から子へ、子から孫へと受け継がれていく、かけがえのないものです。

しかし、最近では、親子が接する時間が少なくなったこともありますが、「生き方の公式を教えること」を親の役割と自覚している親が少なくなっています。「生き方の公式」は、先人の経験知がパックされ、公式になっているのですから、掛け算の九九以上に重宝するはずですが、掛け算の九九は教えても、「生き方の公式」は教えられない親が多いのが現状のようです。

「生き方の公式」を普段から教えられている子どもは、他人の意見や考えを聞く態度ができ、自分以外の世界と広く深く接することができます。この「生き方の公式」を教えられないで育つと、先人の知恵から置き去りにされた〝野生児〟のまま大人になります。

「生き方」がわからないのに、人の忠告も聞かず、「何事もやってみなければわからない」と衝動的に行動します。そんなことで、物事がうまくいくはずはありません。無謀で自己流の野生児は、若いうちは何事にもとらわれず、青春を謳歌《おうか》し、充実した人生のように見えますが、年を重ねるにつれて挫折体験が増え、そのたびに「一から出直し」と考え、頑張るしかなくなります。

こんな調子では、まるで海図を持たずに、大海原に漕ぎ出しているのと同じです。海図がなければ、目的地がわからず、進むべき方向すら見当がつきません。大海の中で揉《も》まれるばかりのような状態では、いくら頑張っても結果は出せず、焦燥感もつのることでしょう。疲労困ぱい状態が続き、心的エネルギーを消耗してしまえば、ストレス消耗性うつ病になってしまいます。

機能不全家族4
子どもを教育することができない

教育とは、英語のエデュケーションが語源で、その意味は、「(相手の) よいところを引き出す」という意味です。

人は、まず自分で気づき（感じる）があり、そこからいろいろな考えが生まれ、選択して、行動します。気づく（感じる）ことが、自身の人生を生きる根源です。

「指示・教示」の意味は、エデュケーションとはまったく逆です。「こうしなさい」「こうすべきだ」という指示・教示には罰がつきものです。従わないときは必ず罰が与えられるとなると、子どもたちにとっては恐怖です。

子どもが強い恐怖にさらされると、疲れとか、嫌な気分とか、恐怖以外の自分の感情が無視されます。その結果、大人の指示・教示に従順に生きることしかできなくなります。自分で考え、実行することのできない子どもになってしまうのです。

そのまま大人になると、会社に就職しても、上司のイエスマンにしかなれません。上司の命令どおりに動いているのと、つまり他人に操縦されて動いているのと、自分のペースで仕事をこなすのとは大違いで、2倍も3倍も心的エネルギーを消耗します。そればかりでなく、達成感が得られません。結局上司の評価を気にするだけになります。上司からよい評価がもらえないと、たいへんな事態に陥ります。自信を喪失し、集中力を欠いた状態となり、本来なら出せる力も出なくなります。大きな自責の念にかられ、自分など会社に必要のない人間だと思うようになってしまうのです。

自分に鞭打《むちう》ちながら頑張っても、上司のおほめの言葉をもらえるほどには仕事がはかどりません。そんな自分に一層自信を失います。もうすでに限界を越えて疲労し心的エネルギーは消耗しているはずですが、そのことを自分で気づきません。そしてある日突然気力が失《う》せてしまい、布団から抜け出せなくなってしまうのです。

こうしたストレス消耗性うつ病は回復まで相当な時間がかかります。

ストレスを発散する！
幼少期に身につけたい感情コントロールの能力

人は、幼少期に親（家族）から生きるためのスキル（技術）を学びます。その一つに感情コントロールのスキルがあります。

感情コントロールが上手な人は、ストレスを溜め込みません。一方で、感情コントロールが下手な人は、非生産的に怒ったり、泣いたり、笑ったりして、心的エネルギーを消耗します。感情コントロールが下手な人は、親からそのスキルを学ばなかった人たちです。

子どもはもともと気分（感情）が安定せず、ちょっとしたことで気分が上がったり下がったり、笑ったり泣いたりします。幼い子どもが不機嫌で泣いているとき、大人（家族）が好きなものを与え、機嫌をとってやると、「泣いたカラスがもう笑った」といわれるように、子どもはたちまち機嫌を直し、笑顔を見せます。

少し年長になると、気分を損ねる原因も、気分を変える方法も変わってきます。子どもが学校で先生に叱られたり、友だちとケンカしたり、成績が落ちたりして落ち込み、不安になっていると、察しのよい親であれば「学校で何があったの？」と優しく問いかけて、事情を聞いてやります。そして、「いつまでもくよくよしてないで、おいしいものでも食べて」「いつまでも泣いていないで、サッカーでもしてくれば」などと言って、子どもに気分を変える方法を上手に教えます。子どもはおいしいものを食べたり、運動をしたりすると、いつのまにか悲しみや怒りが軽減していることに気づき、気分転換の方法と重要性を学びます。

こうした経験を重ねていくなかで、子どもは自分一人でも気分を変えることができるようになり、感情コントロールのスキルが身につくのです。

感情をコントロールするための3原則

感情のコントロールが下手な人は、自分で自分の感情を持て余してしまいます。嫌な感情を引きずっていたとき、たまたま嬉しいことがあって、気分が変わってよくなったということもありますが、そんなことはまれです。気分は自分で変えるしかないのです。

気分を変えるのが上手な人は意識せずに変えることができますが、下手な人は「落ち込んでいてもいいことはない、怒っていても自分が疲れるだけ、不安がっていても解決しない」と自分に言い聞かせ、意識的に気分を変えるよう努める必要があります。

前述のように、感情のコントロールが上手か下手かは、そのスキルを持っているかいないかの問題なのです。スキルを身につけるには、上手な人のそれを真似《まね》るのが早道です。

観察してみると、気分を変えるのが上手な人は、頭の中でパッと変えるわけでなく、まず自分の環境を変え、それによって気分転換を促していることがわかります。

嫌な気分を引きずってしまう人は大概、同じ場所で同じ姿勢で同じ光景を見て、同じことを考えて、苦しんでいます。別の場所に行って、別の行動をして、自分の環境を変えてみると、それだけで嫌な気分が和らいでいきます。この行動は具体的であることが重要です。

部屋のなかから外に出て深呼吸するのも悪くはないですが、より具体的に書店に行ったり、コンビニに入ったりすることです。立ち読みしたり、商品を眺めたりしても、はじめは1分といられないかもしれませんが、それでも少しは気分を変える効果があります。コーヒーショップで休憩したり、大型家電店で興味のある製品を見て回ったり、ファミリーレストランで食事を摂ったり……と、いくつかの場所をレパートリーとして持っておくよう努めましょう。

ただし、これくらいでは、嫌な気分を軽減はできても、吹き飛ばせるほどのスキルは、まだ身についていません。さらにスキルアップし、確実に気分転換を図れる積極的な行動を習得しましょう。この行動は3つの分野に分けて考えるといいでしょう。

・自然のなかに身を置く。
・運動をする。
・文化的な活動をする。

自然の風物はこころを癒し、嫌な気分を和らげてくれます。自然によってなぜ癒されるのか、はっきりわかりませんが、人は脳のどこかに自然を心地よいと感じるような「神経回路」を持っているのかもしれません。海や山、川などの大自然のなかに身を置くのが、より効果的です。

山歩き（トレッキング）、ウォーキング、キャンプ、マリンスポーツなどを趣味にしてもいいでしょう。体をしっかり動かせば、こころ（脳）の意識（気分）を体のほうへ向けることができます。一人でやるならウォーキング、ジョギング、スイミング、仲間とやるならサッカー、テニス、バスケットボール……何でもいいのですが、続けることが可能なものにしましょう。気分を変えるための運動はきついくらいのほうがよく、一心に打ち込み、筋肉の疲れを覚えた後には、嫌な気分が霧散していることに気づきます。運動は急にしようとしてもできないので、習慣化することが重要です。とくにきつい運動を安全に効果的に行うには、その運動に耐えられる体をつくっておく必要があります。実際にきつめの運動をすると、脳スペクト検査で、感情と深く関わる深部大脳辺縁系の血流が改善することが知られています。

また、脳に新たな作業を与え、その新たな作業に熱中すると、嫌な気分が消えていきます。脳（こころ）のキャパシティはそう広くはないので、新たな作業が入ると、前からの作業（嫌な気分の維持）ができなくなり、気分も変わるというわけです。

脳をよく働かせ、しかも熱中させるような作業としては、やはり文化的な活動が効果的です。油絵やイラストなどの作画、作詞・作曲、小説・詩・俳句などの執筆、陶芸・パッチワークなどの制作……何でもいいのですが、これも継続が可能なものにしましょう。

嫌な感情を言語化してストレス発散

気分が変わらない場合は、感情を言語化して処理をするのがよい方法です。嫌な感情は何らかの形で発散しないと、ストレスが溜まっていき、うつ病になってしまうこともあります。

感情を言語化するのが下手なせいでストレスを溜め込み、うつ病になることを避けるためには、感情を言語化する練習が必要になってきます。

その際に欠かせないのは共感的に受け止めてくれる人です。嫌な感情を抱いた原因について、きちんと共感的に理解して受け止めることは、誰にでもできることではありません。

図表9　ストレス蓄積による病気

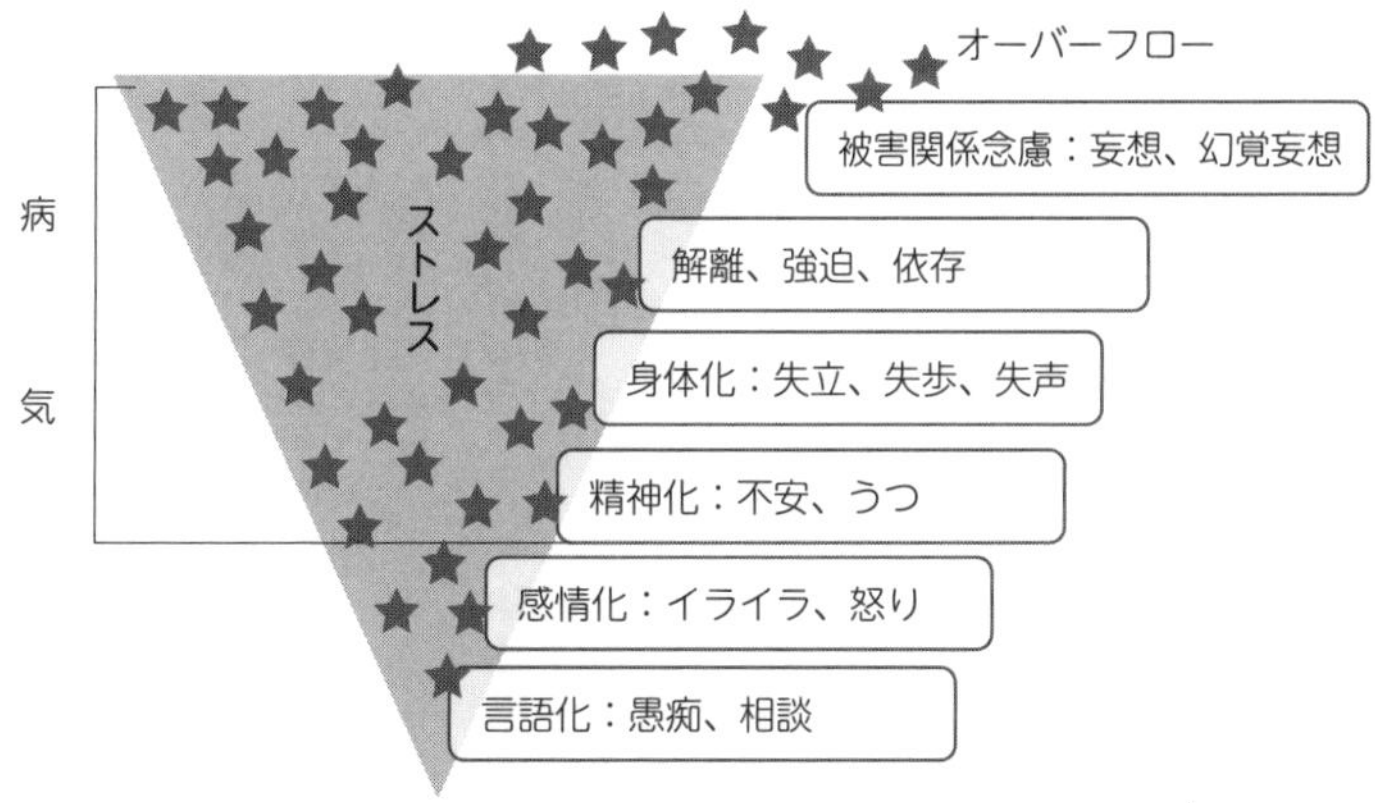

ですから、普段から、自分がこころを開いて話せる人を見つけておくこと、その人との関係を大切にして、信頼関係を保つことはたいへん重要です。

また、自分の身に起こったことや、感じたことを言語化する能力を普段から磨いておくことも重要です。自分のこころを表現するためには、そのツール（道具）としての、言語をたくさん持っていることも必要です、普段から、本をたくさん読んで、ツールを取り込むよう心がけると、自分の感情を表現するのがうまくなっていきます。

感情を言語化する力をつけることは、時間のかかることですが、うつ病にならないようにするためにはとても大切です。

うつ病からの回復を助ける身体運動
はじめの一歩は早寝早起き

うつ病になって、朝、皆と一緒に起きられず、遅くまで寝ていると、周りの目が気になるものです。家族も心配のあまり、何かと本人に問いただそうとします。本人はうつ気分のせいで何をするのも億劫で思考もまとまらない状態ですから、家族との会話も避けたい気持ちになります。そのため、自室に引きこもったり、家族が起きているときに寝て、家族が寝ているときに起きるという昼夜逆転になったりします。

引きこもりや昼夜逆転になると、周りは眉をひそめ、本人は後ろめたい気持ちになりますが、それは、破綻しかけたこころを守るための手段なのです。ストレスを避け、休息するには周囲の動きと少し距離を置き、朝はゆっくり寝ているくらいがちょうどよく、昼夜逆転は、アメリカ留学し、アメリカ時間で生活していると思えばいいのです。

うつが一番ひどい状態のときは、家族が寝静まり自室にひとりでいる時間が、一番気兼ねなくリラックスして過ごせるマイタイムなのです。

そのようにして過ごすと、早い人では1週間、人によっては2〜3か月もすると、うつ症状が少し軽くなり元気が出てきます。食欲が出て、睡眠も一定時間（6〜8時間）とれ、午後には好きなことができ、家族とも話ができるようになります。

ここまでは「守り」の段階でしたが、ここからは「攻め」の段階です。この段階ではじめにすべきことは、生活リズムの調整です。昼夜逆転や昼頃起きる生活は「守り」に適していても、生活リズムに合っていないので、活力が出てきません。復職―回復には生活リズムに合った生活に戻すことが重要です。昼夜逆転のアメリカ時間での生活を、日本時間での生活に変えるといえば、理解しやすいでしょう。

昼夜逆転や昼頃起きる生活には、

①メラトニンの分泌が少なく、十分な睡眠がとれない
②成長ホルンの分泌が少なく、疲れがとれにくい
③コルチゾールの分泌が少なく、活力が出ない

――という大きな短所があります。

したがって、ある程度元気が出てきたならば、昼夜逆転や昼頃に起きる生活をさっさと切り上げ、生活リズムを整え、早寝早起きで活力を高め、復職―回復への一歩を踏み出すよう努めましょう。

起きた後、とにかく4時間、寝ずに頑張る

早寝早起きをするには、寝る時刻ではなく、起きる時刻を固定するのが一番です。活力を出すホルモンの分泌リズムを考えれば、午前6～7時に起きるのが理想的です。寝る時刻がどんなに遅くても、たとえ寝ていなくても、起きる時刻を6時なら6時と決め、必ず起床します。はじめはきつくても、続けると、自然に寝る時刻が決まってきます。適切な睡眠時間は人によって違いますが、それが6時間の人なら午前0時頃、8時間の人なら午後10時頃に眠気が生じ、寝つけるようになります。

睡眠を促すメラトニンは起きてから15～16時間後に分泌量が高まるようなリズムで分泌されます。朝6時に起きると、その夜は午後9～10時にメラトニンが増え、眠気が生じるのです。

遅く寝て遅く起きていた人が、早く起きるため早く寝ると、なかなか寝つけず、起きるつもりだった時刻に起きられず、結局、遅寝遅起きの習慣から抜け出せないことになります。

昼夜逆転だった人は、アメリカ留学から戻ったつもりで、「時差」を調整します。アメリカから帰国した人は通常、ずっと寝ずに起きていて、夜になってから寝ます。帰国した日は起きている時間を時差分だけ長くして、睡眠・覚醒リズムを日本時間に合わせるのです。はじめは時差ボケが起こり、つらく感じますが、3日もすればリズムが合ってきて、つらくなくなります。

昼夜逆転で、たとえば朝寝て午後起きる生活だったならば、朝になっても寝ないでずっと起きていて、夜になってから寝ます。翌朝は6時に起きます。早起きのリズムになっていないので、起きている間、眠気が生じ、つらさを感じますが、耐えてずっと起きていて、夜になってから寝ます。これを繰り返すのです。

遅く起きる、たとえば午前10時に起きる生活だったならば、起きる時刻を少しずつ繰り上げていきます。はじめの3日間は9時30分、次の3日間は9時……次は8時30分、8時、7時30分……と繰り上げ、最終的には6時に固定します。

休業中ですから、土・日曜は関係ないと思いますが、休日でも祝日でも、何かあって前夜遅く寝たとしても、必ず朝6時に起きることが重要です。

起きた後、すぐに着替えます。パジャマのまま、何をするでもなく、ダラダラしていると、眠気や退屈に抗しきれず、つい横になり、寝てしまいます。ですから、着替えるにしても、そのままベッドに入れるような部屋着ではなく、近所のコンビニぐらいなら行けるような服装にしましょう。それでも、やることがないと、TVを見ながら、ソファに座ったまま、ウトウトしてしまうものです。

起きた後は、とにかく4時間、寝ないようにします。4時間続けて起きていられれば、1日起きていられます。細切れの4時間はいつのまにか経ってしまいますが、まとまった4時間はかなり長く感じられます。

物をつくる、絵を描くといった趣味があればともかく、本を読む、音楽を聴く、TVやDVDを見るといった一般的な娯楽だけでは、4時間寝ないで過ごすのはたいへんです。やはり外に出るのが一番です。散歩でも、コーヒーショップでも、ショッピングでも、他人の目があれば緊張し、起きていることができます。

事前に今日はここへ行こう、これとこれをやろうと計画立てて行動すれば、さらに活気が出て、パワーアップにつながります。

動けば、自然治癒力が上がり、「うつ」は治る

人は動くことによって活力を生み出しています。動くこととは、行動、活動、運動などの、体とこころを動かすことの総称と理解していいでしょう。

まったく健康な人でも、動かないと「うつ」のようになります。連休で2〜3日も何もせず、無為に過ごすと、体はだるく、重く、気持ちは億劫になります。だるくてなかなか起きられず、起きても億劫で出かける気になれず、ますます動かなく（動けなく）なります。気持ちが沈み、発想もネガティブになってきます。「プチうつ」の状態です。

コンスタントに動いていれば、体は軽く、こころははずみ、スムーズに動けます。パッと起きて、スッと出かけることができます。気持ちが高揚し、発想もポジティブになります。

●Eさん（40歳、会社員）の場合

抗うつ薬があまり効かず、うつ状態が続いていました。休職して数か月になりますが、起

きるのはいつも昼前後。休むほど元気がなくなってきました。本人にもその自覚があって、来院時に「どうすればいいんでしょうか」と相談されたので、「体には自然治癒力があり、動けば、〝治りたい〟という望みがかなう仕組みになっている」と話し、まず「早起き」を提案しました。

Eさんの返事は「早起きできるくらいなら、こうしていない」。そこで、来院するたびに「動けばリハビリになり、自然治癒力が上がる」と話し、ウォーキングを提案しました。「きつそうだなあ」と渋っていましたが、「少しきついくらいでないとリハビリにならない」などと説明しているうち、「じゃあ、無理してやってみます」と受け入れてくれました。

元来まじめな人ですから、いったん始めると、それを毎日欠かさず続けました。そして、ウォーキング後は気分が軽くなり、テンションも上がるので、動くことが楽しくなってきたと話すまでになりました。その後、Eさんは来院するたび、顔色もよく、元気になっていきました。すると、Eさんのほうから「以前に早起きを勧めてくれましたね。あれ、やってみようと思うんですよ」と意欲を示してきたのです。

Eさんは、6時に起き、朝のうちにウォーキングをするようになって、どんどん元気になり、やる気も出てきました。前項で述べたように、早起きした後の4時間はリハビリのゴールデンタイムです。ウォーキング後は外出し、当初はお茶をしたり、デパートをめぐる程度でしたが、そのうちカメラを持ち歩いて街の風景を撮影したり、図書館で調べものをしたり……と、行動の内容もだんだん高度になってきました。

Eさんの復職はもうすぐです。

自然治癒力とは、体に生来備わっている機能で、トラブル（病気やケガ）から体を修復・回復する仕組みのこと。たとえば、皮膚に傷がつくと、なかから新しい組織が盛り上がって傷口を塞ぎ、皮膚を修復します。

この機能は脳にも備わっていて、脳に不安や抑うつをもたらす変化（こころのダメージ）が起きれば、これを修復・回復する仕組みが働きます。にもかかわらず、うまく回復へと向かわないのは、これを邪魔する因子があるからです。

皮膚の傷では、感染や物理的刺激などが邪魔をして、修復が進まないことがあります。不安や抑うつをもたらす脳の変化（こころのダメージ）では、トラウマやストレス、栄養不足などが邪魔をして、回復に向かえないことがしばしばあります。なお、トラウマケアについては後述します。ストレス緩和（149ページ）、栄養補充（第2章）については前述しました。

自然治癒力を上げる因子もあります。皮膚の傷では傷口を湿潤に保つこと、こころのダメージでは動くことです。動くことはこころの自然治癒力を上げ、回復へとつながるたいへん有効なリハビリです。

リハビリは通常、多少の苦痛を伴います。ケガなどで腕を動かさないでいると、関節拘《こう》縮《しゅく》が起こり、肘《ひじ》が90度くらいで固定し、動かすと激しい痛みが生じます。そのまま動かさないでいると、拘縮がひどくなり、動かなくなってしまいます。

そこで、リハビリとして、痛みをがまんして、肘関節を少しずつ動かす訓練を行います。これによって肘関節は90度が１００度、１００度が１１０度……と伸び、90度が80度、80度が70度……と曲がるようになり、やがて以前と同じように動くようになります。多少の痛みに耐えて続けられるかどうかが、リハビリの効果を左右します。

うつ病の場合、リハビリは動くこと、すなわち行動、活動、運動です。前述のように、動けば心的エネルギーが増え、気力・活力が出て、回復へと向かいます。動くことは億劫ですし、苦痛を伴うので、なかなか動けないのですが、動かないと一層動けなくなります。リハビリなので、多少の苦痛をがまんし、少しずつ動いて、動きを広げていくことが重要です。動くほどに気力が出て活力が上がり、動けるようになっていきます。

動きが広がれば、発病して以来できなかった活動（早起き、外出、運動、他人との交流・会話など）が少しずつできるようになります。さらにレベルを上げて、集中力・持続力を向上させる訓練、対人距離を保つ訓練などを積めば、復職できるようになります。

こころに効く運動と体に効く運動は別

当クリニックがこころの病に対し運動療法を取り入れたのは13年前。クリニックに付設のキックボクシング場を設け、治療およびリハビリの一貫として患者さんにキックボクシングを推奨してきました。プロのライセンスを持つ専任スタッフに指導してもらっていますが、結果を先にいえば、うつ病はもちろん、他の病気に対してもたいへん有効です。

運動療法といえば、通常、有酸素運動や筋力トレーニングのように体の病気を改善し、健康増進を図るのが目的で行われるものです。実際、運動は肥満の予防・改善、糖尿病や高脂血症の改善などに有効で、エビデンス（医学的根拠）がそろっています。

よく知られている有酸素運動は、酸素を十分に摂り込んで行うウォーキング、ジョギング、スイミングなどの運動で、エネルギー代謝をよくし、心肺機能を高める効果があります。この運動を続けると、効率よくエネルギーがつくり出せる、スタミナ（全身持久力）があって疲れにくい、抵抗力があって病気になりにくいといった「体の健康」が得られます。有効な運動量と質は、改善したい病気によって異なりますが、肥満改善であれば、強度は「ややきつい」、ウォーキングなら10分間で1㎞くらいのペースで、時間は1回30分以上、頻度は週3〜4日とされています。

一方、運動はこころの病にも一定の効果があるとされていますが、当時（13年前）はエビデンスも乏しく、どのような運動をどのくらいの強度と頻度で行えば、どのような効果が得られるのか、わかりませんでした。今では、こころの病、とくにうつ病に対する運動の効果が数多く報告され、患者さんに運動を勧める医師も増えています。

こころに効く運動は、体に効く運動とは別のものです。長時間続けられるという点では有酸素運動もいいのですが、エネルギー代謝の向上がこころの病の改善に役立つ、とはいえません。では、どのような運動がこころに効くかといえば、運動の種類を問わず、全身運動です。

不安やうつ気分を抱えている人が、一心に全身運動を行えば、運動中は不安やうつ気分が薄れ、運動後は達成感や楽しい気分が残ります。それは、お気に入りの物を手に入れたような、あるいは会いたかった人に会えたような感覚です。このとき脳ではドーパミンが増えています。

ドーパミンは脳内の神経伝達物質の一つで、気分を爽快にし、意欲を高め、行動をリードします。つまり、運動（行動）によって脳内でドーパミンが増え、達成感や楽しい気分が生じ、この気分を再度味わいたいという欲求が生まれ、また運動（行動）しようという意欲が湧いてくるのです。

したがって、こころに効く運動の条件は、

・脳内でドーパミンを増やす
・一心に行える
・運動中、不安やうつ気分を薄れさせる
・楽しく行える
・運動後、達成感が得られる

——などとなります。

ドーパミンを増やすには成果を実感するのが一番。たとえば、その運動によって体重が減った、筋力がついた、運動技術が上達したといった効果が、目に見える形で現れると、ドーパミンが増えやすいのです。また、運動中あるいは運動後に何か楽しいこと、嬉しいことがあると予想できると、ドーパミンが増え、その運動に対する意欲が高まります。

ごく軽い運動では一心になりにくく、不安やうつ気分を薄れさせる効果も少ないでしょう。それなりに強度があり、多少難しい運動のほうが、一心に打ち込めて、運動後の達成感も得られやすいはずです。

体に効く運動は、仮に強制されて嫌々行ったとしても、一定の効果を得ることができます。しかし、こころに効く運動は、楽しく行わなければ、効果を得ることができません。楽しくない運動は体は動かせても、こころは動かせないからです。運動を楽しく行うには、楽しめる運動を選ぶだけでなく、仲間と一緒に行う、成果をあげる、大会に参加する……など楽しくする努力が必要です。

こころに効く運動の効果的な強度や時間は、その人の運動能力などによって異なるので、一概にはいえませんが、少しきついくらいの運動を行ったほうが、充実感や達成感が得られやすくなります。

私は、こころに効く運動と体に効く運動を区別し、前者による治療やリハビリを「運動精神療法」と呼んでいます。

キックボクシングの６つの効果

キックボクシングは、ご存じのように、手で殴る技（パンチ）と足で蹴る技（キック）が中心の格闘技です。当クリニックのトレーニング場は、小学校の体育館ぐらいの広さがあり、その中央に公式リング、その周辺にサンドバック８本、各種トレーニングマシーンが配置されています。芸術家によるベネチアタイルのモザイク画やモンドリアン風のカラーリングの壁もこころにやさしくできています。トレーニング場そのものが癒しの効果を考えてつくられています、そのなかで、患者さんたちは、専任スタッフの指導のもと、サンドバッグにパンチをいれたりキックをしたりする運動や、スタッフや仲間相手にマス・スパーリングを毎日行っています。主治医である私も患者さんのマス・スパーリングの相手を務めたり言葉をかけたりして、対人関係の改善を目指した運動精神療法を集団で行っています。

この運動精神療法は、新宿の当クリニックと、水戸の当クリニックで、一回約2時間、かなりハードに行っています。

キックボクシングはまさに全身運動です。ジョギングは全身運動でも、上半身の動きが下半身に比べて少なくなります。キックボクシングはサンドバッグ相手のパンチとキックの動作で、上半身も下半身も激しく動かします。始めて10分もしないうちに脈拍と呼吸が速くなり、手足の筋肉に疲れを覚えます。続けるとすぐに汗が流れ落ちてきます。

このパンチとキックの動作は少し訓練しただけで、すぐに覚えることができます。立つ・歩くは人の基本動作ですが、これに続く基本動作が殴ること・蹴ることではないかと私は思っています。

運動精神療法としてのキックボクシングの効果は、主に次の6つです。

①充実感、達成感が得られる

パンチとキックの動作をうまく行うにはコツを要するのですが、そのコツは意外に早く会得できます。サンドバッグにうまくパンチとキックを入れることができるようになると、当たり損ねたような音だったのが、バンという小気味よい音に変わります。これで本人も上達したことがすぐわかり、モチベーションが上がり、楽しくなってきて、トレーニングをしている時間が充実してきます。

楽しいので夢中になり、気づいたら1時間が経っていたという感覚になります。冬でも、頭のてっぺんから足の先まで湯気が立つぐらい汗をかき、全身をくまなく動かしたという達成感が得られます。

②対人距離の保ち方が上手くなる

マス・スパーリングで押したり、引いたりの動作を繰り返し、うまくできるようになると、対人関係の距離のとり方に生かせるようになります。実生活ではパンチやキックの代わりに言葉が飛んできます。相手が言葉で押してきたら、さっと引いてかわし、自分を守れるようになります。

対人関係をうまく保つコツは、相手が押してくれば引き、相手が引いていけば押し、適度な距離を保つことですが、押したり引いたりの動作がうまくできるようになると、そのコツがわかってきます。

不安障害の患者さんのように対人距離を保つのが上手でない人には、とくに有用なトレーニングです。

③度胸がつき、自信が湧く

マス・スパーリングで相手が出てきたら引き、目の前に飛んでくるパンチやキックを瞬時によける練習をしていると、度胸がついてきます。よけそこなってパンチやキックに触れても、痛いくらいで、大きなダメージは受けないとわかってくるからです。

人は、力の差がありそうな相手とは対決するのを避け、自分を抑えます。とくに不安障害の人はその傾向が強いのです。たとえば、電車内で足を踏まれた場合、相手を怖がり、「気をつけろ！」とも「痛い」とも言えず、そこに足を置いた自分が悪いと自分を抑えてしまいます。逆に「すみません」と謝ってしまう人もいます。

キックボクシングトレーニングで度胸がつくと、相手を過度に怖がることなく、自分を出せるようになります。

④ストレスを解消できる

一心に体を動かせば、ストレスが軽くなります。不安やうつ気分が薄らぎ、爽快な気分になれます。

サンドバッグを殴る、蹴るという動作と、それによって生じる小気味よい音が、ストレスの発散になります。たとえば、紙袋を膨らませ、手で叩《たた》いて、一気に押しつぶすと、バンという破裂音が生じ、この音が大きいほど爽快な気分になれるものです。

⑤居場所ができる

うつ病の人は、周りの人は元気で頑張っているのに、それにひきかえ自分は……と孤立感を強めます。休職していることが後ろめたく、家族とも話しづらいと感じています。近所の人とは顔を合わせるのが嫌で、避けています。そのため、自室以外に自分の居場所がないと感じ、自室にひきこもることになります。

当クリニックでのキックボクシングは集団療法ですから、他のメンバーも患者さんです。お互いの状況や気持ちが理解できるので、心を開いて打ち解けることができます。トレーニング場が自分の居場所として感じられるようになり、ひきこもりから抜け出す第一歩になります。

⑥心的エネルギーを充足できる

うつ病の人は、心的エネルギーが切れていて動けない状態、いわばガス欠の車です。心的エネルギーは動くことで生じ、それを継続することで増えていきます。

ガス欠の車を動かすにはガソリンを入れなければなりませんが、そのガソリンに相当するのが、医師やスタッフからの勧め、仲間の存在、当人のモチベーションを上げる事項などです。

病から回復するためのリハビリとはいえ、一人で黙々と行っていては、モチベーションは上がりません。とくにうつ病ではたとえ5分のウォーキングでも億劫になり、毎日続けるのが困難になります。

当クリニックで行ううつ病のリハビリとしてのキックボクシングは、楽しい・面白いといった運動そのものの魅力のうえに、同じ境遇にある仲間の存在があることで、ほとんどの参加者がドロップアウトすることなく、継続しています。継続することによってこそ、心的エネルギーが充足されていきます。

うつ病に効果的な運動の3原則

実は、キックボクシングは一部の人たちの間でブームになっています。東京都内だけで70〜80のジムがあり、ダイエットやストレス解消、健康増進のため、若い女性を中心に通う人が増えているそうです。しかし、こころの病のリハビリとしてキックボクシングを取り入れている施設は当クリニックだけかもしれません。

リハビリのための運動としては、私はキックボクシングが最も優れていると思っていますが、キックボクシング以外でも、全身運動であれば十分な効果が得られます。

リハビリはできるだけ早く開始するのが基本です。したがって、うつ病でもできるだけ早く動くこと（行動、活動、運動）が重要です。休職して1週間ほど休息をとったら、何らかの動きを始めるのが理想です。前述のように、まず早起き、次に外出というステップを踏み、運動を始めます。

運動の効果を得るための原則があります。次の3つです。

①きつい
②楽しい
③続く

ウォーキングでもジョギングでも、ジャズダンスでもエアロビクスでも、運動は一定以上の強度（きつさ）で行うのが原則です。脈拍、呼吸が速くなり、発汗するくらいのきつさ、つまり心臓はドキドキし、息はハアハア、汗はタラタラという状態を、なるべく長く続けます。

仕事や家事で、体を存分に使っているから、運動しなくても大丈夫、という人もいますが、ドキドキ、ハアハア、タラタラとなるほどきつい仕事や家事はほとんどありません。立ち仕事を続けて足が疲れても、掃除機をかけて腰が痛くなっても、運動効果はありません。ウォーキングでも、犬の散歩では気分転換にはなっても、運動にはならないのです。

運動は楽しく行うのが原則です。強制されて嫌々行うようではドキドキ、ハアハア、タラタラが耐え難く、心的エネルギーが消耗してしまいます。自主的に楽しく、前向きに行うことで、きつい運動の後、爽快な気分になれるのです。

運動は継続するのが原則です。これは①毎日行う②長く続ける③徐々にレベルを上げることが重要です。運動を続けると、トレーニング効果が出て、上達してきます。上達したならば、運動の量と質を上げ、1ランク上への上達を目指します。

うつ病の人はきまじめに、いきなり飛びつく傾向があります。「2時間超ウォーキングがいいですよ」と話すと、いきなり2時間歩こうとし、挫折してしまうことが多いのです。

自分の運動能力のレベルに合わせて目標を設けて達成し、少しずつ目標を上げていくことが重要です。はじめは5分のウォーキングでもいいのです。うつ病の人にとっては5分でもきついはずですが、毎日続けるとらくに歩けるようになるので、次に10分へとランクを上げます。こうして20分、40分、1時間へと上げていけば、やがて2時間超ウォーキングもこなせるようになります。

トラウマには立ち向かわず、スルーする

うつ病になった患者さんの多くがＰＴＳＤ（心的外傷後ストレス障害）になっています。ＰＴＳＤはまったく予期しなかった出来事に遭遇し、大きなショックを受けたときに起こります。

うつ病で長期休職となったある患者さんは、それまで同僚がうつ病などの精神疾患で倒れるのを他人事のように見てきました。まさか自分がうつ病になろうとはまったく考えていませんでした。そんななか、突然発症したうつ病がトラウマ（こころの傷）となってしまいます。そうなると、自分も含めてすべてのものが信じられなくなり、極度の不安緊張状態となります。そのことがうつ病を畳み掛けるように悪化させます。

ＰＴＳＤを伴っているストレス消耗性うつ病はより重症です。治療は薬物療法が必要で

しょう。次項で述べる気分循環性障害と同じ薬剤がよく効きます。

患者さん自身はどのように対応すればよいのでしょうか。

ＰＴＳＤは、パニック障害などと同じく、不安障害の一つです。不安、それも恐怖に近い不安が圧倒的に強いのが特徴で、しばしば不眠、うつ状態、希死念慮（死にたい願望）などを伴います。

精神療法の一つに曝露《ばくろ》療法があります。不安や恐怖が生じる状況に身（こころ）をさらし、逃げないで立ち向かう練習を重ね、克服を目指すという治療法です。この治療は他の不安障害には有効ですが、ＰＴＳＤにはほとんど無効です。ＰＴＳＤでは、逃げないで立ち向かうと、トラウマを刺激してフラッシュバックを誘発し、不安や恐怖を克服するどころか返り討ちにあって、症状が悪化します。ＰＴＳＤの不安や恐怖は、単なる不安感と異なり、脳のどこか（記憶をつかさどる海馬《かいば》ともいわれている）にダメージを受けたことによって生じるため、他の不安障害と同じような方法では改善しにくいと考えられています。

したがって、立ち向かわないで、スルーするのが一番です。

病気なのだから、不安や恐怖が生じるのは仕方がないと思って、できればほかのことを考えながら、嵐が過ぎ去るのを待つように、症状がやむのを待ちます。トラウマを乗り越えないと前に進めない、と思ってはいけません。トラウマのことばかり考えているから、そう思ってしまうのです。トラウマ以外の世界に目を向けることです。トラウマから逃げているだけでは克服できない、と思うかもしれませんが、脳（こころ）の構造を考えるとたいへん理にかなったトラウマケアです。

トラウマは脳に形成されてしまった「好ましくない神経回路」のようなものです。神経回路は学習することで密になり、拡大するので、トラウマにこだわりフラッシュバックに立ち向かっていくと、その神経回路はかえって強化されてしまいます。トラウマの神経回路は活動させないで（スルーして）、他の神経回路を活動させて広げ、トラウマの神経回路の一部も引き込んでいくと、トラウマの神経回路は縮小し、活動しにくくなる（フラッシュバックが起こりにくくなる）――ということです。

気分循環性障害の慢性化によるストレス消耗性うつ病

うつ病と間違えられやすい病気に「気分循環性障害」があります。近年では、この気分循環性障害の人が多数、来院するようになりました。他院でうつ病と診断されうつ病の治療を長年受けてきたがよくならない、と訴える患者さんにこの気分循環性障害の人が多いのです。わが国ではこの病気のことが専門家にさえまだよく理解されていないようです。

気分循環性障害は、気分の乱高下を繰り返す、うつ病とはまったく異なった病気です。しかし、慢性化すると、長い闘病のストレスにより、徐々にストレス消耗性うつ病を合併するようになります。このためにうつ病と誤診されやすいのです。早期に診断・治療して、慢性化させないことが大変重要です。

気分循環性障害は機能不全家族のもとで育ったことが病根となっているケースがほとんどです。主に、「子どもの気持ちを受け止める」、「子どもに生き方の公式を教える」という機能が働かない家族で育った人が、早ければ思春期の頃に発症します。アルコール依存症家族のような著しい機能不全性がない家族で育った人は、患者さんも自分の家族が機能不全だと気づいていないことが多いようです。

●Fさん（28歳女性、事務職）の場合

他院でうつ病と診断され、抗うつ薬を飲んだが効かない、薬のせいか異常な行動が目立つ

……と訴えて、当院を受診しました。発病までの経緯はおおよそ次のとおりです。

新しい職場に配置換えになり、慣れない仕事と人間関係に苦労していました。仕事は面白い面もありますが、上司や同僚は冷やかで、困っていてもあまり助けてくれません。ある日、上司から「君は他人に頼り過ぎる、責任感がない」と叱責され、この職場は自分に向かないと思いました。

自分に向けられる周囲の目を厳しく感じ、落ち着かない気分になり、その場にいるだけで疲れてしまいます。何もやる気がしないし、よく眠れず、食欲もないので、どこかおかしいのではないかと思って近くのクリニックで診てもらったところ、うつ病と診断されました。休職し、処方された抗うつ薬を服用していましたが、まったく改善せず、異常な行動を起こしたことから、何かおかしいと思うようになり、当院を受診しました。

その「異常な行動」について、Fさんは次のように話しました。

職場でのことを思い出すと、どうしようもなく気分が落ち込みます。イライラして自分を破壊したくなり、急に死にたくなって薬を大量に飲んだり、リストカットをしようと剃刀《かみそり》を手首に当てたり、車を運転していてセンターラインを越えて対向車線に飛び出したり、高いビルに上って飛び降りようとしたりしてしまいます。

また、自分の大事な夫に暴力的になったり、わが子をひどく叱ったり……と、まるで別人のようになってしまいます。後になって大いに反省するのですが、それがまたストレスとなって、つらくなります。友だちと会ったり、電話で話したりすると、少し気分がよくなるのですが、全般的につらく、苦しい毎日です。

この患者さんの説明だけでは「死にたい願望が目立つうつ病」と見なされそうですが、私は「気分循環性障害」と診断しました。この病気は双極性障害の一種です。双極性障害とはいわゆる躁うつ病のことで、躁（アップ）とうつ（ダウン）の症状を繰り返す、うつ病と同じ気分障害の一つです。

双極性障害には、躁状態のときの高揚が明らかに異常に高いⅠ型と、躁状態が軽微で、うつ状態のときの落ち込みが明らかなⅡ型、それに躁状態もうつ状態も軽微な気分循環性障害があります。

双極性障害は、うつ状態のときに受診すると、うつ病と間違われやすいのです。抗うつ薬が効かず、改善しないまま1年、2年と経過している「難治性うつ病」には、この双極性障害がかなり含まれるという報告もあります。

気分循環性障害は、まだ臨床的に十分こなれた概念ではありませんが、私は日常の診療で、この病気の患者さんをこれまでに500人以上診ていますので、自分なりにこの病気がわかってきました。

気分循環性障害ではやはり軽微な躁状態（これを軽躁状態と呼びます）とうつ状態を繰り返します。私が診てきた気分循環性障害のうつ状態はたいへん独特な病状を示します。それは次のようなものです。

①突然起こり、短時間しか続かない
②発症のきっかけがある
③悲しみ（うつ気分）の他、怒りと自己破壊性を伴うことが多い
④ときに各種依存性を合併する
⑤長引くと気分の浮き沈みを伴った持続性のうつ状態になる
⑥機能不全家族、いじめられ体験、ＰＴＳＤと関係する

他の病気ではうつ状態は徐々に起こり、持続しますが、気分循環性障害では突然起こり、短時間しか続かないことから、私はこれを「ディップうつ」と呼んでいます。しかし、「ディップうつ」も繰り返していると、そのうち慢性的なうつ状態へと移行します。

ほとんどのケースで、うつ状態発症のきっかけがあります。ちょっとした他人の嫌なひと言や態度、昔の嫌なことを思い出すことが「ディップうつ」の引き金になるのです。

うつ病では「悲しみ（悲哀感）」が主な感情ですが、気分循環性障害では「怒りと悲しみ（攻撃性と悲哀感）」両方の感情が突然現れます。しかも、「怒りと悲しみ」に加えて、「自己破壊衝動」「依存」を伴うことが多いのです。

自己破壊衝動とは、今まで大事にしてきたこと、仕事、交友関係、親子関係、自分の持ち物、自分の体、自分の命、身近で限りなく自己に近い人（配偶者、わが子など）を破壊したくなる衝動です。なかでも深刻なのはリストカット、薬剤の過剰摂取（ＯＤ）、高所からの飛び降り、自殺、幼児虐待、ＤＶ（ドメスティックバイオレンス）などです。

また、堅実な生活を破壊したいという衝動もたびたび出現し、アルコール依存、薬物依存、過食、買い物嗜癖《しへき》、人依存、異性嗜癖、セックス依存などへと進んでいくのです。

元気のもと
心的エネルギーを計算してみよう

ここまで、うつ病は心的エネルギーが消耗し、枯渇して起こる、と何度も述べました。心的エネルギーとはどのようなものか、科学的に証明されていません。しかし、自分の元気度を考えるうえで、たいへん便利な言葉です。たとえば、よいことがあると心的エネルギーは上がり、悪いことがあると悩んで心的エネルギーは著しく落ちます。このように体感できるエネルギーの増減をまとめた概念が、私の言う「心的エネルギーの法則」です。

●第一法則：心的エネルギー増加の法則　休息すると、心的エネルギーは増加します。楽しいことをすると、心的エネルギーはそれよりはるかに増加します。

●第二法則：心的エネルギー低下の法則　やらねばならないと考えながら何かをすると、心的エネルギーは低下します。悩むと、心的エネルギーはそれよりはるかに低下します。真剣に１時間悩むと、１日分の心的エネルギーを使い果たします。

うつ病でも、新型うつ病の若い人は、義務である仕事から逃げて、自分の好きなこと、楽しいことばかりしているので、悩みなどないように見えますが、心的エネルギーの法則で考えると、理にかなった行動（心的エネルギーを減らす行動＝仕事を避け、心的エネルギーを増やす行動＝楽しいことをしている）だといえます。

うつ病の治療で考慮しなければならないのは、患者さんの心的エネルギーのレベルがどの程度なのかということです。自分の力を超えて動いていると、オーバーワークによるストレスからうつ状態は悪化します。逆に自分の力を出さないで、動かないでいると、倦怠感が生じ、意欲が低下し、うつ状態となります。自分の力に応じて適切に動くことができれば、うつ病からの回復を実感でき、希望が見えてきます。

ところが、自分の実力を知ることはたいへん難しく、自分の希望的観測が加わったり、やらねばならないと思う仕事が頭にあると、実力を過大に自己評価してしまいがちです。「3か月休んだのだからもう大丈夫、8時間労働は普通にできる」と考えて復職したのに、2週間後には仕事に行けなくなり、再度休職になってしまうというケースはよくあります。復職にあたって、事前に心的エネルギーのシミュレーションを行って、自分の実力を知っておくと、無理のない段階的な就労が行えるはずです。

心的エネルギーは次の換算表から計算することができます。今の自分のレベルを評価してみましょう。

【心的エネルギーの換算表】

●プライベートタイムの心的エネルギー

100点:休日のまる1日を家事、子育て、親戚づき合い、外食、買い物、勉強、趣味をして時間を過ごす。
40点：仕事のある日に、プライベートな時間を家事、子育て、親戚付き合い、外食、買い物、勉強、趣味をして過ごす。
0点：ほとんど横になるか、ソファに座って過ごす。
●ワーキングタイムの心的エネルギー
60点：8時間勤務が普通にできる
45点：6時間勤務が普通にできる
30点：4時間勤務が普通にできる
15点：2時間勤務が普通にできる

【例】
Aさん：ワーキングタイムは1日8時間、週5日の仕事が普通にできた（60点×5日）。プライベートタイムは休日はまる1日、平日は帰宅後、外食、買い物、趣味の時間を過ごすことが普通にできた（休日：100点×2日、平日：40点×5日）。1週間の心的エネルギーの計算は（60＋40）×5＋100×2＝700（点）となる。
Bさん：ワーキングタイムは1日8時間、週5日の仕事が普通にできた（60点×5日）。

プライベートタイムは休日、帰宅後とも何もしたくなくて、横になって過ごした（休日：0点×2日、平日：0点×5日）。1週間の心的エネルギーの計算は（60×5）＋0×2＋0×5＝300（点）となる。

Bさんの元気なときの心的エネルギーはAさんと同じ700点だったとすると、現在の心的エネルギーのレベルは元気なときと比較して、300÷700×100＝42・8（％）となります。

では、一体どの程度の心的エネルギーがあれば、再就労を決断してよいのでしょうか。Bさんのように300点あれば、1日8時間で週に5日勤務ができ、後は休んでいればよいと思う人もいるでしょう。しかし、実際はこのような勤務は続かなくなります。それは、復職直後の不安や気遣いで心を悩まし、心的エネルギーが著しく低下するからです。

300点のうちの半分は悩みでなくなります。残りは、150点なので、5日で等分すると、午前中の半日勤務が適当ということになります。この300点が半日勤務の就労を始める最低のラインです。できることならば、プライベートの時間が楽しめるような余裕をもって、復職したいものです。当院では、1日6時間のリワークプログラムを週に5日間のペースで1か月間通えれば、300点と考えています。

第4章

「うつ」からの復帰力を高めるこころリハビリテーションの原則

復職――回復に必要なパワー（活力）を上げるリハビリテーション

「うつ」で休職し、治療を開始したならば、できるだけ早く、どのように回復していくか、考えてみることが重要です。

「うつ」はストレスによって心的エネルギーが枯渇した状態です。休職の目的はストレスの発生源である職場を離れ、ストレスを減らし、心的エネルギーを増やすことです。休職直後は急性期で、心的エネルギーが底をつき、うつ気分もひどく、何をする気力もなく、思考力も低下しているので、先のことなど考えられないでしょう。

休養と治療を続けていると、通常は次第に心的エネルギーが増え、うつ気分も少しずつ和らいで、先のことを考えられるようになります。このままでいいのかという焦りが生じ、先のことが気になってきます。この機を逃さず、自分はどのように復職していくか、そのために何をすべきか……と回復への道筋を思い描いてみることが、回復への第一歩です。

うつ病の治療は「休養と投薬」、つまり薬を飲んで、ゆっくり休むことが回復への近道と考えられてきました。これはひと昔前の考え方ですが、現在でもこうした治療を行う医師が少なからずいます。しかも、この考え方は一般の人々にも広がっていて、薬を飲んで休んでいれば元気になるだろう、やる気も出てくるだろう、そのとき仕事に戻ればいい……などと、漫然と治療を受けている患者さんもいます。そうした患者さんのほとんどが復職に失敗し、回復を遅らせています。

ここでいう回復とは発病前の状態に戻ることです。

一般に、うつ病は症状がすべて消失し（寛解《かんかい》という）、その状態が2か月以上続くと「回復」と見なされます。「寛解」の後、「回復」の前に症状がぶり返すと「再燃」、「回復」の後に再び症状が出現すると「再発」と見なされます。

一般でいう回復では、つまり症状が消えた状態が2か月続いたくらいでは、パワーレベルは発病前の20～30％に過ぎません。とても回復と呼べる状態ではなく、まだ20～30％しか回復していないと見なしたほうが現実的です。

症状が消え、仕事に復帰して数か月経っても、パワーレベルは、個人差はあるものの、50％弱といったところです。そのため発病前は当たり前だった仕事や人間関係のストレスがきつく感じられ、再び休職してしまう人が多いのです。

十数年前までは、私のクリニックでも、そうした患者さんが少なからずいました。当時は、休職から復職へのハードルの高さを、私を含めて、医師も患者さんも十分に理解していなかったのです。患者さんは休職して1～2か月経過すると、このままではいけないという焦りが出てきます。休養と治療によって、休職時より気力も意欲も出てきたので、ここらで気合を入れて職場に戻ろうと思うようになります。

患者さんから「仕事に戻りたい」と告げられると、医師は「元気も出てきたし、本人がそう望むなら」と復職を認める診断書を書きます。医師は診療時にその職業や仕事内容なども訊《たず》ねますが、どんな仕事なのか、どんな職場環境なのか、どんな人間関係なのか、具体的に把握しているわけではありません。

元気になって職場に戻っていった……はずですが、早い人では1週間もしないうちに、「やっぱりダメでした」と受診してくる人が多数いました。1年後も職場で元気に働いていて、「復職を果たした」といえる人はせいぜい2割程度でした。

この状況を改善すべく、まず率先して動いてくれた企業もありました。勤務時間をいきなりフルタイムにせず、はじめは短く、徐々に長くするという支援策を講じました。仕事の時間と量を調整し、最初のハードルを下げ、徐々にハードルを上げ、越えやすい体制を組んでくれました。ところが、患者さんのパワーレベルは予想以上に低く、そのハードルも越えられない人が多かったのです。

職場でハードルを下げるといっても限度があるので、職場に戻る前に患者さんのパワーレベルを引き上げておく必要があります。その手段がリハビリテーションで、これには患者さん自身の努力と医師の支援が不可欠です。

たとえば、ケガをして一時的に寝たきりになった場合。1〜2か月もベッドで過ごせば、腕や脚の機能（パワー）が低下し、肘《ひじ》が曲がり、膝が伸びた状態で固まり、動かなくなることがあります（関節拘縮《こうしゅく》という）。腕や脚に力が入らず、肘や膝を無理に動かすと激しい痛みが生じます。これを防ぐため、腕や脚を動かし、肘や膝を曲げ伸ばしする運動＝リハビリを、できるだけ早く開始し、ケガが癒え、手足が自由に動かせるようになるまで続けます。

うつ病で休職した場合も同様です。1〜2か月（実際はもっと長い）も職場を離れて心身を休めれば、仕事や人間関係に対応するパワーが低下します。抗うつ薬や精神療法でうつ症状が改善しても、それだけではこのパワーは回復しません。治療でケガが治っても、それだけでは手足が自由に動かせないのと同じです。

復職－回復にはうつ病の治療と併行して、仕事や生活のパワーレベルを上げるリハビリが必要です。そのリハビリを効果的に行うためには、発病後できるだけ早い時期に、どのように回復していけばよいか、主治医のアドバイスを得て、回復への道筋を思い描いてみること、それに沿って行動することが重要です。

復職──回復への6つのステップ

うつ病から復職－回復への道筋を示したのが図表10です。ここではおおまかに6つのステップに分けましたが、ステップ間のハードルだけでなく、各ステップにおいてもいくつかのハードルがあります。治療・ケアとリハビリはこの道筋に沿って、各ステップに応じて進めることが重要です。

●ステップ1：自室モード

発症直後は家族の心配もストレスになりやすいので、自室にこもってあらゆるストレスを避け、休息します。この段階で、こころをいたわり、枯渇した心的エネルギーを少しでも増やすのに最も有効なのは睡眠です。しっかり睡眠をとると、起床時間がずれて昼夜逆

図表10　復職－回復へのステップ

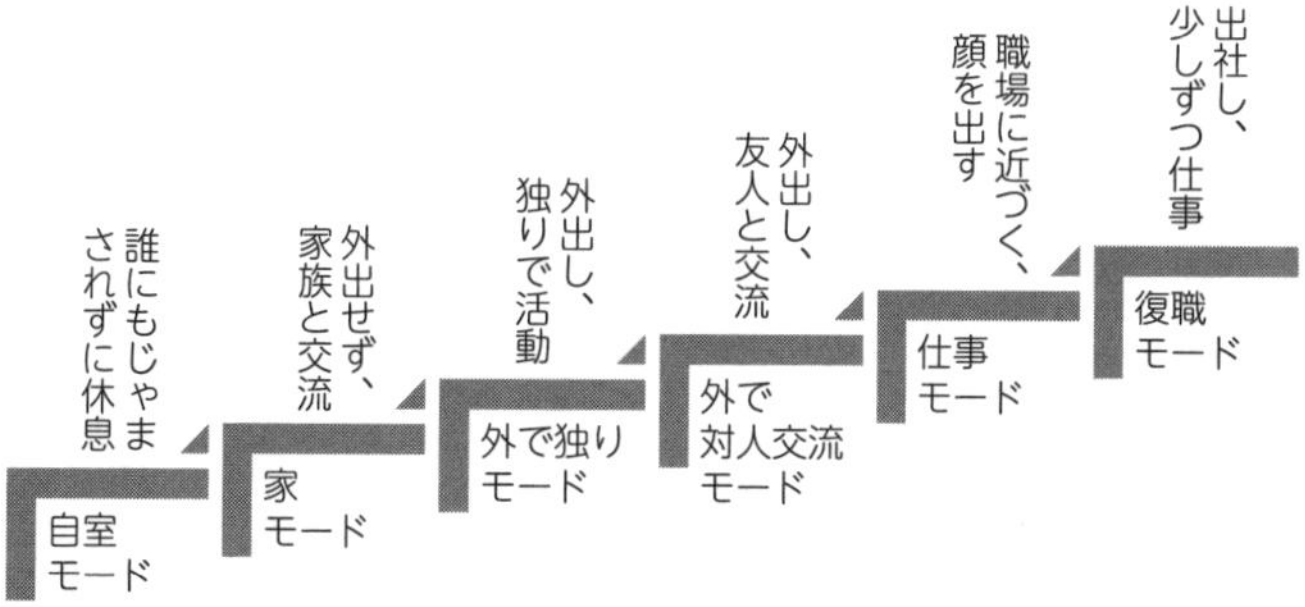

治療・ケア：休息、薬物療法、栄養療法、精神療法（カウンセリングなど）、行動療法、SST（生活技能訓練）、運動精神療法（キックボクシングなど）
リハビリ：早起き、１日４時間活動、社会・生活活動、趣味活動、運動（２時間超ウォーキングなど）、対人交流、復職プログラム（デスクワーク訓練など）

転になることもありますが、それもうつから回復するために必要な要素の一つです。

治療・ケアは休息、薬物療法（抗うつ薬、抗不安薬、睡眠薬、気分調整薬、抗精神病薬）、栄養療法（鉄、ナイアシン、ビタミンB_6、アミノ酸など）、精神療法（カウンセリングなど）。

●ステップ２：家モード

少しうつ気分が和らぎ、不安が軽くなり、家族と接することができる段階です。ただし、はじめから長い会話は無理で、家族が「これからどうするのか」などと病気や将来に触れると、自室モードに逆戻りするおそれがあります。リラックスした状態を保てるならば、家族との会話を少しずつ増やしていくようにします。

治療・ケアは薬物療法（抗うつ薬、抗不安薬、睡眠薬、気分調整薬、抗精神病薬）、栄養療法（鉄、ナイアシン、ビタミンB_6、アミノ酸など）、精神療法（カウンセリングなど）。

●ステップ3：外で独りモード

ステップ2から3へのハードルはかなり高く、なかなか踏み出せない人が大勢います。家モードでは家族に見られるだけなので、つらいときはつらい表情で過ごすことができます。しかし、一歩外に出ると、他人に見られるので、つらいときでもつらい表情を見せず、ほどほどの元気を装う必要があります。これがうつ病の人にとってたいへん厳しいので、はじめは家族と一緒のほうが踏み出しやすいでしょう。

家周辺の散歩から始めて徐々に遠くまで出かけ、他人に会う環境、会って話をする環境に近づいていきます。バス停や駅に行く、書店で立ち読みする、コンビニで買い物する、コーヒーショップでお茶をする、ファミレスで食事をする、電車やバスに乗ってデパートに行く、大型家電店で商品を見て回る、図書館で本を読む……などの単独行動を試みます。近所の誰かに出会えばあいさつを、買い物でも飲食でも店員と短い会話を交わす必要があります。はじめはぎくしゃくするでしょうが、次第にスムーズに接することができるようになります。

治療は薬物療法（抗うつ薬、抗不安薬⇓中止、睡眠薬⇓中止）、栄養療法（鉄、ナイアシン、ビタミンB_6、亜鉛、アミノ酸など）、精神療法（カウンセリング、トラウマケアなど）、運動精神療法（キックボクシングなど）。

●ステップ４：外で対人交流モード

ステップ３での他人との交流はごく浅い関係。あいさつ、商品の注文といった短い言葉で済みました。次にハードルを上げて他人と会話を試みます。

会話をするには共通の話題を見つけ、自分の一部をさらす必要があります。仮に趣味が同じでも、これまで関係が浅かった人といきなり会話し、交流しようとしても、失敗します。発病前に雑談を交わす関係にあった人でも、しばらく交流が絶えていると、会いにくく、話しにくいものです。はじめは家族、次に親友などの親しい関係にある人、次に学生時代からの友人、趣味の仲間、次に飲み仲間、仕事の仲間……と話しやすい関係の深い人から話しにくい浅い人へと、少しずつハードルを上げていきます。

治療・ケアは薬物療法（抗うつ薬）、栄養療法（鉄、アミノ酸、ナイアシンなど）、精神療法、運動精神療法、ＳＳＴ（生活技能訓練、後述）、復職プログラム（後述）。

●ステップ５：仕事モード

復職の準備です。近年、リワーク（復職）プログラムを実施する施設が増えました。公的機関、病院・クリニック、企業の施設で、プログラムの内容は施設によって少し異なります。当クリニックも水戸のクリニックで会社員の患者さんを対象に実施しています（後述）。

これは休職によって低下した仕事や生活のための活力を上げ、職場に戻ってスムーズに仕事や人間関係に対応でき、勤労者としての生活もできるようトレーニングするものです。ただし、実際に元の職場に戻るには、その職場（仕事、人間関係）がトラウマになっていないか、なっていても軽度なことが重要です。

うつ病では、職場の出来事や環境が発症の引き金になることが多く、それがトラウマとなることがよくあります。

トラウマが軽度であれば、職場の敷居が高くても、訓練して耐える力をつけて、戻ることが可能です。いきなり職場を訪ねるのは難しいので、職場の最寄り駅まで⇓近くの喫茶店まで⇓以前よく昼食を摂っていたレストランまで⇓職場の受付まで⇓労務（厚生、人事）担当者のところまで……と少しずつ近づく訓練をすると、職場内に入れるようになります。親しくしていた同僚と会って、職場の情報を聞かせてもらうと、なお仕事モードが高まります。

しかし、トラウマが重度で、職場のことを思い出しただけで症状が起こるようだと、職場に戻ることは困難です。たとえば、つらかった仕事のこと、嫌な上司のことなどを思い出すと、当時の状況がフラッシュバックし、不安や恐怖、憂うつ感が生じ、動悸《どうき》やめまい、吐き気が起こるようであれば、重度のトラウマです。職場に少しずつ近づく訓練をしても、耐える力はつかず、むしろ悪化します。この場合は復職を急がず、トラウマケアを優先します。

治療・ケアは薬物療法（抗うつ薬⇓減量）、栄養療法（アミノ酸、ビタミン・ミネラルなど）、精神療法、運動精神療法、ＳＳＴ、復職プログラム。

●ステップ６：復職モード

職場に戻っての「ならし運転」です。ステップ４～５の治療・ケアとリハビリで、仕事や人間関係に対応できる活力がある程度上がっても、まだ十分とはいえないので、勤務時間や仕事量の調整が必要です。少しずつ勤務時間を延ばし、仕事量を増やし、慣れていって、徐々に活力を上げていきます。職場全体（企業、所属部署）の協力が不可欠で、復帰に際して話し合って決めておきましょう。

治療・ケアは薬物療法（抗うつ薬⇓減量⇓中止）、栄養療法（アミノ酸、ビタミン・ミネラルなど）、運動精神療法。

この各ステップを上がるとき、最も注意すべきはいきなりＭＡＸに挑まないこと。少しずつレベルを上げていってＭＡＸに到達するよう努めることです。どのステップであれ、いきなりＭＡＸに挑むとハードルが高く、ほとんどが失敗します。失敗しても再挑戦すればいいのですが、それだけ復職—回復までの道のりが長くなります。

復職に失敗する3つの理由

元気になったと思って、職場に戻った患者さんが1週間もしないうちに、あるいは2〜3か月して、再びうつ症状を呈し、復職を果たせない理由は、大きく分けて次の３つです。

・患者さん側の準備不足

・患者さんの無理
・職場側の期待

復職するには、うつ病の改善だけでなく、職場に戻って働けるだけの活力の回復も必要です。その回復の程度に見合った働き方も重要です。

うつ病の改善は通常、症状が消え、元気になり、意欲も出たといったことで判断しますが、職場に戻ってよいかどうかの判断のポイントはトラウマの有無と程度です。前述したように、ストレスのなかでオーバーワークとなり、発病した場合は、職場の環境や人間関係がトラウマとなって残っていることがあります。そのトラウマが重度であれば、症状が消え、元気になったとしても、職場に戻ると発病時のつらかった状況がよみがえり、再び発症してしまうおそれがあります。十分なトラウマケアをしてから、職場に戻る時期を見極めることが重要です。

職場に戻る準備は、その職場で働ける活力を回復するためのリハビリです。うつ病から回復するリハビリと重なりますが、職場の環境を想定したリハビリも必要になります。これが復職の準備であり、しっかり行わないと準備不足となります。

アスリートはトレーニングを数日休むとパワーが半分に落ち、トレーニングを再開しても、回復させるには休んだ数倍の日数を要するといわれています。職場での仕事も同様で、数か月に及ぶ休職によって、作業や人間関係などに対応する活力が大きく落ちています。リハビリを行っても、休職前の2～3割しか回復していないことが多いのです。

患者さん本人には早くブランクを取り戻したいという焦りがあります。長く休んで職場の皆に迷惑をかけたという思いがあるので、上司や同僚が「無理しないで」と気遣ってくれても、「大丈夫」と強がり、つい無理をしてオーバーワークになりやすいのです。

患者さん本人が、気力は回復しても、職場力は著しく低下したままだということを自覚し、ならし運転から始めることが重要です。

また、職場側にも患者さんの活力の程度を読み違えることがよくあります。職場に戻ってすぐには皆と同じレベルは無理だろうと、5割程度に下げたが、それでもオーバーワークになってしまった、しっかり改善していなかったのではないか……という職場もあります。しかし、患者さんの活力が4割しか回復していないのに、5割のレベルではオーバーワークになって当たり前です。

職場も、患者さん本人のやる気をセーブしつつ、少しずつの復職－回復を支援してほしいものです。

復職率をぐんと高める
リワークプログラムとは

医療機関で、うつ病などの患者さんに対する、復職に重点を置く治療・リハビリが注目されるようになったのは２０００年以降です。２００８年にうつ病リワーク研究会が設立され、より効果的な復職のためのリハビリプログラムが提案されました。私も同研究会のメンバーです。

このリワークプログラムは、医療機関によって少し異なります。多くはデイケア（昼間、施設に通って集団療法を受ける）スタイルで行われ、リワーク・スクール、リワーク・カレッジと名づけてプログラムを組んでいる医療機関もあります。

このプログラムの基本的な内容は、

・オフィスワーク：職場に戻れば起こり得る仕事や人間関係の問題への対応力、仕事への集中力を鍛える。

・自己分析：発病の経緯を振り返り、なぜうつ病になったのか、自分の行動や生き方・考え方に問題がなかったか、自分で考え、問題に気づく。
・セルフケア：病気やリハビリについて、またコミュニケーションについて学ぶ。
・生活習慣講座：生活リズムのつけ方、薬の飲み方、アルコール摂取について、睡眠のとり方、食事・栄養の摂り方などについて学ぶ。
・運動：ストレッチなどで筋力、体力アップを図る。ヨガなどでリラクゼーションを図る。
——などです。

このリワークプログラムはたいへん効果があり、復職率が大幅に向上しました。抗うつ薬を中心とした治療により症状が改善し、職場に戻ることができる人の割合は、医療機関によって異なりますが、一般に5〜6割。しかし、その大半が再び発症するか挫折するかして、1年後も職場に残り、元気に働いている人の割合は、わずか2割程度。この割合が、リワークプログラムを受けた人では5割程度まで上がります。

当クリニックではリワークプログラムにＳＳＴも組み入れています。ＳＳＴはSocial Skills Training（生活技能訓練）の略で、認知行動療法の一つです。社会生活を送っていくうえで必要な対人技能、つまり他人とうまく付き合っていくためのスキルを身につけるトレーニング法です。

これは数人が一組になって行うグループワークで、

①本人（メンバーの一人）が課題を決め、うまく人と関われなかった場面を再演する。
②メンバー（患者さん）やスタッフ（医療者）がＳＳＴのポイントを押さえつつ、よかった点をほめる。
③メンバーやスタッフがどうしたらもっとよくなるか、改善点を提案する。
④スキルの高い人がモデリングをして見せる。
⑤本人がモデリングをまねて練習をする。
⑥メンバーやスタッフがよかった点をほめる。

――といった流れで訓練し、人とうまく付き合うスキルを習得していきます。

また、前述のキックボクシングも運動精神療法として、リワークプログラムに組み入れています。ジェノグラム（家系図）や人生ストーリーを書くことによって発病の経過だけでなく、幼少期の育った環境、幼少期に親から学んだこと・学べなかったこと、トラウマの有無と質……なども検討します。

当クリニックでは他にもいろいろな復職の向上につながる治療・リハビリを行っており、うつ病の患者さんの復職率（１年後も職場に残り、元気に働いている人の割合）はおよそ

9割に達しています。

この復職の向上につながる治療・リハビリとは、すでに何度が述べてきましたが、他の精神科、心療内科ではあまり取り入れていない、

●栄養療法：オーソモレキュラー療法

●運動精神療法：キックボクシング（集団療法にも入る）

●行動療法：休養＝安静ではなく、できるだけ動くこと

●幼少期の問題（アダルトチルドレン、気分コントロールやストレス解消のスキル、トラウマなど）のケア

——などです。

さらに、集団療法の一部として講話（週1回、私がこころの病に関するさまざまなことを話す。「廣瀬ドクターのYouTube動画」としてアップ）は30年の歴史があります。

新宿の当クリニックではリワークプログラムを取り入れていませんが、生きづらさを克服するためのグループ療法と運動精神療法＝キックボクシングを毎週1回、ナイトケアのかたちで行っています。

2時間超ウォーキングと2時間超デスクワーク訓練のすすめ

リワークプログラムを行う医療機関が近くにない場合、復職リハビリには2つの方法があります。一つは公的機関が行っているリワーク支援を受けること、もう一つは自分でリハビリを行うことです。

公的機関のリワーク支援は、厚労省主管の独立行政法人「高齢・障害・求職者雇用支援機構」が都道府県の障害者職業センターにて行っています。対象はうつ病などで休職期間が長期化している人、休職と復職を繰り返している人で、利用するには主治医の診断が必要です。

利用者（患者さん）の職業や職場環境に応じてさまざまな支援プログラムが用意されていますが、基本的な支援内容は①生活リズムの立て直し②コミュニケーションスキルの習得③職場ストレスへの対処法の習得です。たとえば、週間活動記録表をつけて、あとで行動や気分を振り返り、気分や体調をコントロールしていくコツを学んだり、実際の仕事のように「商品請求書」を作成し、コンピュータ・スキルを身につけたりできます。同じように復職を目指す人、復職に失敗したことがある人と知り合い、激励し合って、リハビリに取り組むことができます。

このリワーク支援は、無料で受けられますが、希望者が多く、なかなか受けられないのが短所です。

自分で行う復職のためのリハビリとして、私が勧めているのは、2時間超ウォーキングと2時間超デスクワーク訓練です。

2時間超ウォーキングは2時間以上らくに歩ける体力と持久力、精神力をつけるのを目的とした身体活動のリハビリです。運動としてのウォーキング時間は通常、1時間くらいが目安になっています。この1時間は、生活活動だけでは不足している身体活動量を補うためのウォーキング時間で、仕事、家事などの日常活動に相当する運動量ではありません。

職場での身体活動量は、職種や仕事内容により差はあるものの、想像以上に多いものです。ある職場で従業員の1日の歩行距離を測ってみたところ、なんと29㎞にも達しました。1回1時間のウォーキングで、何回分に相当するでしょうか。普通歩行で1㎞10分ほどですから、1回（1時間）6㎞として、4〜5回分になります。職場に戻って仕事をこなすには、最低でも2時間以上続けて歩けるくらいのパワーが必要なのです。

2時間超ウォーキングは、運動精神療法としてではなく、復職のためのリハビリとして行うので、運動精神療法のようにドキドキ、ハアハアの強度は必要ありません。強度が高いと、2時間続けられなくなります。2時間続けられるペースで、景色などを楽しみながら、歩くことが重要です。

運動もほとんどしていない人が、いきなり2時間も歩くのは無謀です。最初は5〜10分から始めて2時間超ウォーキングをめざしましょう。

2時間超デスクワーク訓練は、机上での作業を2時間以上続ける集中力、精神力をつけることを目的とした精神活動のリハビリです。具体的には図書館で新聞の社説を読み、書き写す作業をします。他人の目がある環境のなかで、気を散らさずに集中し、作業を続けることで、職場で仕事に対応する力を高めます。

午前中は2時間超ウォーキングで身体活動力を高め、午後は2時間超デスクワーク訓練で精神活動力を高めるのです。はじめはきつく感じられますが、1か月も続けると、パワーアップを自覚できます。

職場に戻って3か月は「ならし運転」

復職のためのリハビリを1、2か月しっかり続け、職場復帰に自信がついても、いきなりのフル勤務は無理です。なかには上司に「週5日はいけます」と豪語し、たった1日の勤務で疲れ、3日も寝込んでしまった人もいるほどです。

患者さん本人は、発病前の自分をイメージしているので、よく知っている職場で、なじみの仲間と、慣れた仕事をするだけ——と予想しがちです。しかし、職場と仕事内容は以前と同じでも、本人の活力が落ちているので、実際に就業してみると、予想以上に過酷です。

また、上司や同僚も、仕事に不慣れな新人ではなく、習熟した仲間が加わるので、即戦力として期待します。それが本人の無理を生み、つぶれる一因にもなります。

患者さんが職場に戻るまでの流れは、おおむね、

①患者さんが「仕事に戻りたい」と主治医に伝える。

②主治医が病状、リハビリの効果などを確かめ、「大丈夫だろう」と判断し、診断書を書

く。
③患者さんが診断書を持って職場の担当者と面接し、復帰の希望を伝える。
④職場の担当者と話し合って勤務日、勤務時間、仕事内容などを決める。
⑤勤務を始める。
——となります。通常、医師が診断書を書いてから、患者さんが職場に戻るまで2週間前後です。

私は、患者さんだけでなく、職場の担当者にも、ならし運転期間が必要であること、その期間は次のような勤務体制が望ましいことを伝えています。
1）最初の2週間：5割勤務　朝に出社し、始業から昼まで働く。昼に退社し、午後は休む。
2）次の2週間：8割勤務　始業から午後3時まで働く。午後3時に退社。
3）次の2か月：10割勤務　始業から午後5時まで働く。残業はしない。
4）その後：普通勤務　できるだけ残業はしない。
ならし運転を3か月ぐらい続ければ、運転の勘も取り戻し、皆と同じように運転できます。周りには「もう大丈夫だろう」と考える人もいますが、これは見た目だけです。本人は疲れやすく、気持ちがいっぱいいっぱいで、かなり追い込まれています。最初の1年は強いストレスがかかると、再び発症するリスクが高い時期です。

この間は職場の環境も重要で、忙しい職場だと早退も、残業を避けるのも難しいでしょう。また、部下を抱え、リーダー的な役割を果たすのも厳しいでしょう。職場は「回復しやすい環境」を提供してあげてほしいと願っています。

と言えば、職場の担当者のなかには「完全に治してから復帰を」と求める人がいます。こころの病についてよく理解していないようです。進行がんの患者さんに「がんを治してから……」と言う人や、糖尿病の患者さんに「治るまで働けない」と言う人はいません。多くの患者さんががんの治療を受けながら、血糖をコントロールしながら働いていることを知っているからです。進行がんも糖尿病も完治は難しく、再発や悪化のリスクがあります。こうした病人にも「健康で、働きやすい環境」を提供する職場が増えています。

ストレス消耗性うつ病は経過の長い病気で、本当に回復するまで3年、ときに5年ぐらいかかります。その回復への最大の難関が復職です。

最後に長期休業後、無事に復職できた症例をご紹介します。

ストレス消耗性うつ病から回復までの道のり

ストレス消耗性うつ病からの回復には、本人が思う以上に時間がかかります。途中、数限りなくハードルがあり、つまずけば回復が遅れるだけでなく、再燃・悪化し、元に戻ってしまいます。回復のためには何を理解し、何に気をつけ、何をどう改めていけばいいのか、具体的に症例を通して考えてみましょう。なお、この症例も複数のケースをまとめて一つの症例として構成したものです。

●門野まじめ（仮称）さん（過度にまじめな人） 35歳男性
ハードワークが続いて発病

IT関連の仕事で忙殺される日々を送っていました。帰りが遅いため、妻から文句を言われ、「仕事で帰りが遅いのは仕方ないじゃないか」と思っても、言い返すことはできませんでした。疲労感と倦怠感が強くなり、不眠が続き、次第に気力が落ちてきて、会社に行くのが億劫になり、ミスが多くなって、仕事の段取りがわからなくなってきました。ある朝、吐き気、頭痛や倦怠感が起こり会社を休んでしまいました。

忙しいのにみんなに迷惑をかけてしまったという思いと、上司に怒鳴られるのではという不安からなかなか電話ができないでいたら、妻が会社の電話番号を押して通話状態にした受話器を手渡してくれたので、やっと休みを告げる電話をすることができました。それから、ときどきこのような休み方をするようになり、ついには職場に行けなくなりました。妻からは「働き過ぎよ」と言われましたが、その実感はありません。

職場の人間関係はよかったのに、なぜ、このような状態になったのか、わかりません。皆が職場で頑張っているのに、自分だけが甘えて休んでいるという罪悪感を抱くようになりました。「みんなに申し訳ない、自分がいないほうが皆のためになる」と思うようになり、涙が出るようになりました。妻に付き添ってもらって、精神科の病院に行きました。

病院で、職場での状況や現在の状態について、以下の項目に当てはまるかどうか聞かれました（DSM-Ⅳによる診断）。
①一日中、気分が沈んでいる。
②以前のように何事にも興味が湧かない
③食欲の低下が続いている

④不眠が続いている。
⑤活動性が低下し、動作や話し方が遅くなっている
⑥疲労、倦怠感が続いている
⑦自分のことを価値のない存在に思っている
⑧仕事や家事に集中できず、決断することが困難である
⑨死にたいとたびたび思う

すべての項目が当てはまっていました。

医師から「うつ病」と告げられましたが、どうして病気になったのか、どのように治療を進めるか、といった詳しい説明はありませんでした。薬による治療と休養が必要と言われ、3か月間の休職の診断書と抗うつ薬、睡眠薬をもらって帰宅しました。

薬を飲んで、その日からよく眠れるようにはなりましたが、会社のことが心配で、こころは不安定のままでした。また、休職中の給料が心配でしたが、診断書を会社に出したとき、「傷病手当金」の申請をすれば給料の6割が出ると聞いて、安堵しました。

復職したが、2か月で再び休職

自宅でゆっくりしていると、そのうち気分は改善し始め、やる気が出てきました。しかし、

外出したり、家事を手伝ったりすると疲れやすい自分をどことなく感じていました。

会社の人事の人と面談をし、「早く復帰してほしいが、まだ無理かね」と聞かれ、少しやる気も出てきていることなどを頭で考えて、復帰できるような気がして、翌月から仕事に出ると約束しました。

次の診察時、主治医に出勤可能の診断書を書いてほしいと伝えました。主治医は最近は家庭で家事を手伝い、ちょっとした買い物にも出ていることを聞き、初診時より行動的で意欲が改善していると判断し、また診察室での顔色も話し声にも元気が出てきているし、なによりも本人がやる気を示していることが一番と考えて、復職可能の診断書を書いたそうです。また、主治医は会社から「注意事項も書いてほしい」と言われましたが、仕事の内容がよくわからず、本人にどれほど負担がかかるかもわからないため、とにかく「残業不可」と診断書に記載しました。

復帰した当日から、大した仕事は与えられず、ヒマで困りました。時計の針は遅々として進まず、体はだるく、頭はボーッとしてきます。帰宅後、すぐ横になり、眠ってしまいました。お風呂も億劫でシャワーで済ませました。休日も、ほとんどゴロゴロと横になって過ごしました。

こんな日々が続いた後、再び出勤時の吐き気と頭痛が始まりました。休職前と同じように欠勤しがちとなり、結局、復帰2か月で、再び休職することになってしまいました。また病院で休職のための診断書を書いてもらいましたが、今度は主治医の顔も曇りがちでした。先生の期待を裏切ってしまって申し訳ないという罪悪感も持ちました。また同じように自宅で休養することになりましたが、今度はなかなか元気が出ません。

自分は〝こころの弱い人〟になってしまったと悩む

これまで同じ職場にもうつ病で休職する人がいましたが、それは〝こころの弱い人のことで他人事〟だと思っていました。今は自分がそのこころの弱い人になってしまった、夢のなかでも会社を休み、苦しんでいる、「頑張って元気になろう」と1回目の休職では思ったが、今度は思えない……考えるほどに悩みは深まっていきます。

会社に出向くこともできなくなって、会社の近くのレストランで上司に会ってもらいました。再度の休職でお叱りを受けるかと心配しましたが、「今度はゆっくり治してから出てくるように」と言われ、ほっとしました。その後、職場のことを考えると吐き気がし、仕事のことは忘れるようにしていましたが、ちょっと元気そうにしていると、妻から「仕事はどうするの」と言われました。すると、仕事に行けない、つらい気持ちがよみがえり、吐き気もひどくなり、妻に責められている気がして、もう自分には信じられる人は誰もいないと思うようになりました。自分ではどうすることもできないし、すべてのことに自信がなくなってしまって、自分のこころも、妻との関係も冷え込み、暗い日々が続き、自分のことを生きている価値のない人間だと思うようになりました。

転院。ストレス消耗性のうつ病と診断される

ある日、妻から「友人がよい病院があると教えてくれたので、病院を変えてみようよ」と言われ、あまり乗り気ではなかったが受診しました（当院に来院）。妻が心配してくれていたのがわかり、ホッとしました。

●1回目の診察

診察当日、今までの主治医の紹介状を持って受診しました。まず問診で、病気になった経緯と自分が育った家庭、学校時代や会社のことなどを詳しく聞かれました。

SDS（216ページ）といううつ病の程度を判断するためのテストを受けた後、医師の診察を受けました。病気になった経緯をさらにていねいに聞かれ、「仕事で消耗してなったうつ病」と診断されました。発病の根底には、幼年期・思春期の育ち方の問題がありそうだと言われました。自分の状態について「従順に仕事を受け入れ、オーバーワークになってしまう。そうなっても、つらいとか、苦しいとか、と自ら感じないし、考えないので、オーバーワークが止まらない」と指摘され、納得しました。

さらに「うつ病で長期休職という思いがけない事態がわが身に降りかかり、それを受け入れられず、トラウマになっている。会社のなかに入れないのはフラッシュバックするからだ」と指摘され、納得しました。

治療に関して、薬は従来どおりの抗うつ薬と睡眠薬に加え、トラウマ対策の薬をもらいました。血液検査もしました。薬物療法の副作用が出ていないか調べるためと、健康状態や栄養状態などをチェックするためとのことでした。

最後に、生活の様子を聞かれ、睡眠と散歩について、朝は定刻に起き、暗くなるまで二度寝はしないこと、散歩は午前中に時間を決めて毎日するよう指導されました。

それまでは、朝が弱いので、散歩などの活動はするなら午後からと決めていました。実際は、昼夜が逆転し、一日中ゴロゴロしていたので、自分にできるか自信はありませんでした。それでも毎朝7時に起き、朝の散歩をしました。妻が声をかけて起こしてくれ、散歩も一緒に行ってくれ、協力してくれたので、何とか続けられ、妻ともよく話すようになりました。

図表11　自己評価式抑うつ性尺度（SDS）

質　問		状態の程度（点数）				
		殆どない	時々	かなり	殆どいつも	点数
1	気分が沈んで、憂うつだ	1	2	3	4	
2	朝方が一番気分がよい	4	3	2	1	
3	ささいなことで泣いたり、泣きたくなる	1	2	3	4	
4	夜よく眠れない	1	2	3	4	
5	食欲は普通にある	4	3	2	1	
6	性欲は普通（異性と付き合ってみたい）	4	3	2	1	
7	最近痩せてきた	1	2	3	4	
8	便秘をしている	1	2	3	4	
9	普段よりも動悸がする	1	2	3	4	
10	何となく疲れる	1	2	3	4	
11	気持ちはいつもさっぱりしている	4	3	2	1	
12	いつもと変わりなく仕事をこなせる	4	3	2	1	
13	落ち着かず、じっとしていられない	1	2	3	4	
14	将来に希望（楽しみ）がある	4	3	2	1	
15	いつもよりイライラする	1	2	3	4	
16	たやすく決断できる	4	3	2	1	
17	自分は人の役に立つと思う	4	3	2	1	
18	今の生活は充実していると思う	4	3	2	1	
19	自分が死んだほうが他の人は幸せだと思う	1	2	3	4	
20	日頃していることに満足している	4	3	2	1	
		合計				

・40点未満→うつ状態の可能性は低い
・40点台→軽度うつ状態の可能性がある
・50点以上→中等度以上のうつ状態の可能性がある

（※SDSの著作権は株式会社三京房に帰属します。医療・研究等でご利用の際は必ずご連絡下さい。）

薬と休養だけではいけないと感じる

1週間もすると、睡眠状態が改善し、次の診察までに睡眠薬が半分以上も残ってしまいました。会社のことを思い出しても、あまりつらく感じなくなってきました。今度の薬はよく効くと実感できました。集中力も出てきたので、「インタネットでドクターのうつ病の講話があるので、見られるなら」と勧められていた動画（廣瀬ドクターのYouTube動画）をいくつか見ました。今までのようにうつ病の薬と休養だけではいけないのだと感じました。

●2度目の診察

2回目の診察で、前回の血液検査の結果の説明を受けました。「この検査結果は、一般の内科では大丈夫のひと言で終わってしまう内容です。つまり、内科的には大きな異常はなさそうだということです。しかし、分子整合栄養医学的にはさまざまな情報が得られました」という前置きがあり、長い説明が続きました。

「私たち人間ロボットはホルモン系と自律神経系で操縦されている。そのホルモン系の中心は甲状腺《こうじょうせん》だが、これは数値上問題ない。自律神経系については、白血球が高く、好中球の比率が高い。これはストレスが多いために交感神経が緊張している状態にあることを示している。交感神経はライオンに襲われるなどしたときに緊張するので、あなたはいつもライオンに襲われているのと同じように緊張して神経が休むことがない」

なんだか、自分がロボットになったような、ライオンに襲われている気分になるような説明でした。そして、

「緊張をゆるめるための薬が必要ですが、初診時にすでに出してあります」

栄養にも問題があった

「アルブミンの値が低く、たんぱく質が足りません。肉類、魚類、豆腐、卵などを十分に摂ってください」

「亜鉛、ビタミンB6、ナイアシンが不足していますが、これはきっと生まれつきでしょう。あなたの体格は骨格が華奢《きゃしゃ》で、皮膚粘膜系が弱い。それは子どもの頃からで、湿疹《しっしん》などの皮膚疾患と粘膜でできている胃腸系・呼吸器系も弱く、お腹をこわしやすいし、風邪、気管支炎にかかりやすいはずです。20歳頃までにはこれらの問題はほぼ解決しているはずです」

「一方、精神面では不安の解消が下手で、ストレスがかかるとうつ状態になりやすい。友達とちょっとしたトラブルがあっても、普通の人は翌日になってお互いに謝れば、そのことなどすぐに忘れてしまうのに、あなたは1週間も2週間も、ときには1年後まで気にしてしまう。また、ストレスがかかると、意欲、関心や活力が低下して、情緒が不安定になり、不眠

になりやすい」

「たんぱくの利用率も低い、疲れやすい体質です」

「運動していませんね。筋肉の発達が悪いようです」

「あなたの食事はパン、ごはん、麺類などの炭水化物の摂り過ぎです。とくに単独で食べるのはやめましょう。たとえば、菓子パン、おむすびやカップ麺だけで昼食を済ませるのはやめましょう。甘い食べ物・飲み物を今後はなるべく摂らないようにしましょう。それにカフェインを含むものも控えたほうがよいでしょう」

と次々と、ホルモンと自律神経の調整能力、生まれつきの虚弱な体質、神経質な性格、不安障害やうつ病になりやすい素因がある、運動の必要性、たんぱく質不足で炭水化物の過剰の食生活について説明を受けました。

ほとんど当たっていたので驚きましたが、それより大好物の炭水化物、カフェインが今までどおり摂れないと知り、がっかりしました。亜鉛、ビタミンB_6、ナイアシンをサプリメントで摂ることを勧められました。

復職を目指してリハビリ

「家で何もしないでいると、テンションが下がり、体はだるく、何もやる気が起こらなくなるので、明日からリワークプログラムに参加しませんか」と勧められました。どんな治療かと思えば、担当者から「キックボクシングをする」と聞いて、もともと運動は好きじゃないし、疲れるなぁと思いましたが、妻に横から「面白そうじゃない。やったら」と背中を押され、参加することに決めました。

●リワークプログラム1日目

リワークプログラムは午前9時始まりなので、7時に起きました。定刻に起きる練習をしていたのが役立ちました。しかし、起きると少し吐き気と頭痛がしました。ああ、会社に出勤する朝と同じだ、と思うとよけいに吐き気が強くなりました。きっと緊張しているのだろうと思いましたが、別に不安感はありませんでした。何とか車で家を出ると、吐き気と頭痛が治まりました。病院に到着し、集団治療室に入ると、ほとんどの人は明るい表情で談笑していました。この人たちは本当にうつ病なのだろうかと思いました。医療スタッフが朝の挨拶をし、プログラムがいよいよ始まりました。

1時限目は、Dr講話で、長期休職によるPTSD（心的外傷後ストレス障害）について勉強しました。

長期休職がトラウマになっていた

「うつ病になって、一時的とはいえ長期休業など社会から脱落すると、人により程度の差があるがPTSDになる」

「これまで、うつ病で長期休職し、退職した仕事仲間を〝こころの弱い人〟と見なし、一線を置いていたが、自分がその〝こころの弱い人〟になってしまった。順調な人生を送ってきたと思っていたが、予想もしないことだった。これからどうなるのかと恐怖がつのる。この予想もしなかった社会からの脱落のショックがPTSDを引き起こす」

「PTSDになると、人や、世の中に対し強い不信感を持つようになり、身近な家族さえも信じられなくなる。長期休職による社会からの脱落を思い起こさせる出来事、たとえば、職場という言葉を聞いたり考えたりするだけでも、恐怖感が現れる……」

「PTSDではちょっとしたことで情緒不安定になり、まとまった行動ができない。このために復職に向けた自己努力ができない。まず、この情緒不安定を治すことが重要」

といったDr講話を聞きながら、2回目の休職時に生じた妻への不信感や自信喪失の原因と、1回目の診察でもらったトラウマ対策の薬の意味がわかった気がしました。

2時限目はエゴグラムの時間。本人の了解のうえで、ある患者さんの家族関係を医療スタッフが本人と協力して調べていき、その関係性を詳しく図に表し、現在の症状との関わりを説明してくれました。そこから見えてきたのはその患者さんが幼少期に母親から指示・教示を散々与えられた姿で、自分の姿と重なりました。

「自分が感じたことや、自分がこうしたいという願望を無視され、お母さんの言うとおりにしていれば間違いないというなかで、いつしか自分が何を感じているかわからず、自分の望みがわからなくなる。社会に出ると、過度に従順で、自分が感じられないため、多くの仕事を引き受け、その疲れも人より感じない。当然、オーバーワークになって潰れる」

という説明に納得できました。

昼食タイム。談笑できる相手もなく、緊張していたら、数人が話しかけてくれました。皆、よく気がつく人たちで、自分によく似ているように思いました。

初めてのキックボクシングは楽しかった

午後は、運動嫌いの自分には少し心配なキックボクシング。「運動精神療法」とここのドクターが命名したとのこと。クリニック付設のキックボクシング場、とにかく大きく、隠れる物陰もいっぱいあるので、少し安心しました。

プロのトレーナーもいる本格的な施設で、入念にストレッチをし、パンチとキックの練習を開始。手を出してパンチ、足を出してキック。初めてでしたが、あまり違和感はありませんでした。ネットで聞いたDr講話で「古来、パンチとキックは人間にとって、歩く・走るに次ぐ基本動作」と言っていたことを思い出しました。

トレーナー相手の練習。リングに上がると意外に高く、緊張しましたが、自分が放ったパンチやキックがミットに当たり、スパン、スパンと実にいい音がし、なんだかうまくなった気がしました。次に、ドクターと実際にパンチ、キックを当てない練習試合（マス・スパーリング）をしました。緊張しました。最初はどこにパンチを入れるか、ドクターのパンチをどうかわすか教えてもらって練習するうち、楽しくなってきました。

幼少期の育ち方に問題があったと気づく

後半、ドクターに「好きに打ってきてよい」と指示され、突然どうしてよいかわからなくなりました。後でドクターに聞いたところ、「好きに打てと言われると普通は大喜びで向かってくるが、幼少期に母親からの指示・教示を強く受けている人は、こんな場面でも自ら考えて攻撃に動けない」とのことで、自分もそうだったと気づきました。

ドクターから「今度は頭のなかで、左パンチ、右パンチ、右キックと言いながら練習をするとよい」と教えてもらいました。そうか、これが運動精神療法なのかと思いました。キックボクシングは今までの運動では経験したことのない楽しさを感じました。それは、ちょうど小学生の頃、友人と鬼ごっこをして走り回ったときの解放感に満ちた楽しさと似ているような気がしました。ドクターから「運動療法はまず楽しんで、それにハマルことが大切」と言われましたが、ハマりそうな予感がする、ハアハア、ドキドキ、汗タラタラというハードな運動でした。

こうしてリワークプログラムの1日目が終了。とにかく疲れました。でも、週2日の参加だったので、何とか続けられると思いました。週2日の参加というのは、デイケアの事前相談の際に医療スタッフからの勧めでした。私は「毎日参加する」と言ったのですが、止められました。実際に参加してみて、その意味が納得できました。

私はいつも相手の望みを先読みして、行動を決めてきました。自分の感じ方や考え方を無視して相手に過度に合わせてしまう、ドクターの言う「過度な従順」そのものです。初診時にYouTubeの「Dr講話」動画をインターネットで見るように勧められましたが、1日目から随分役立ったような気がしました。

●リワークプログラム2日目以降

2日目以降も、午前中はDr講話と集団精神療法（自分の内面と過去の言語化と現実世界を見る力をつけることを目標に、交流分析、SST、サイコドラマ、サイコシンセーシス、認知行動療法、関連書物を読みこなす抄読会など)、午後は運動精神療法を繰り返し行いました。そんななかで、自分のこころに変化が起こってきました。人前で話すとき、少し度胸が据わってきたような気がし、対人関係で緊張することが少なくなりました。少し難しく言うと「過度な従順さと自己を感じ、自分自身の望みを拾い上げる力をつけること」が解決すべき重要課題であるとわかりました。

リワークプログラムの集団療法のなかで自分を感じ、考える練習をし、日常生活のなかでも、今、自分はどのように感じ、どのように考えているのか、普通の人ならどう感じ、考えるのかを意識し、できるだけ文字にするトレーニング法を教わり、実行しました。

自分が感じたこと、考えたことを言葉にできるようになった

これまで従順に勤務してきた会社のシステムや働く人について、自分が感じ、考えたことを言葉にできるようになりました。従順に働くことが自分を生きることにはならない、また従順に働くことで心が潰れて生きられなくなることもあると気づきました。自分ができそうもないことは引き受けないようにしよう、このように自分を守るために、自分の考えを持ち、必要なことは自己主張しようと考えるようになりました。

私のような「ストレス消耗性うつ病」は脳細胞のダメージ(変性)があり、完全回復まで平均3年はかかるそうです。ドクターから、それまでさらなるストレスをかけ、回復を遅らせないようにすること、そのためには自分の心的エネルギーのレベルを知り、その範囲で仕事をすること、回復まで時間がかかることを自他ともに認識し、焦り悩まないようにすることが大切と教えられました。ドクターによると、悩むことで心的エネルギーは著しく消耗し、1時間真剣に悩むと1日の心的エネルギーを使い果たすそうです。

うつ病になったときは、出世街道から転落したように思い、人生の競争から取り残されたと感じました。

「現代人は子どもの頃からの競争社会の渦のなかで育ち、人に勝つことが何よりも重要と思って生きていく。学校の勉強、スポーツから、吹奏楽のコンテストにいたるまですべて競争である。しかし、この競争には最後まで勝ち残れる勝者はたった一人しかいない。ということは、この競争に参加している人は、ほぼ全員が勝者になれない。敗北の人生を送るようにできているのが競争社会だ。たとえ勝ったかのように見えても、上には上がいて、いつも勝った負けたの泥仕合で一生を終えることになる。その一方で、目の前の人への優しさや、ケガや病気の人、不幸な人に対し、困ったときはお互いさまという助け合いの精神は消失していく。どこかで競争から降りなければ、人間社会は根底から崩壊していくのは明白。もしかして、うつ病になったのも競争がもたらした社会崩壊の一部かもしれない。そう考えると、うつ病になった今が競争社会から降り、自分の人生や家族との生き方を模索する、そのときではないか」

このようなドクターの説明に勇気づけられ、今度こそ競争社会からいち早く降り、精神的に無理をしないでやろうと決心しました。リワークプログラムを始めて2か月経ちましたが、うつ病であることを忘れるほどに元気に日々を送っています。

段階的復職によって無理なく復帰

会社の人事の人に会い、この2か月の生活や治療の様子を伝え、復職の希望を伝え、「復職可能」のドクターの診断書と「段階的な復職」の提案書を提出しました。その1週間後、産業医と会社幹部と面談し、復職希望が受け入れられました。段階的復職というのは、次のような内容です。

・当初2週間は（月）（火）（木）（金）の午前中4時間の5割勤務
・次の2週間は（月）（火）（木）（金）の午後3時までの8割勤務
・その後8週間は（月）（火）（木）（金）の8時間の10割勤務
・それ以後は（月）（火）（水）（木）（金）の8時間のフル勤務。残業は不可実は、この計画書を提出する前に、ここまで慎重に復帰を計画する必要があるのか自分でも疑問でした。リワークプログラムで鍛えたので、半日勤務を1週間もすれば、その後は何とかなるのではないかと思い、ドクターにもっと早く通常の勤務ができるように頼んだのですが、「ストレス消耗性うつ病を甘く見てはいけない」と却下されたのです。

●復職して

5割勤務を始めましたが、職場での緊張が強く、疲れました（注：ドクターによると、これは自分を感じられるようになったという意味で大変よいことだそうです）。家に帰ると何もできず、1回目の復職の再来かと心配になりましたが、2日目からは帰宅後も少し、外出、子どもの世話ができるようになりました。

週の途中で休めるのはたいへん助かりました。「段階的な復職」の提案書の意味がやっとわかったような気がしました。リワークプログラムで教わった方法で、心的エネルギーを計算しつつ、8割勤務、10割勤務と無事に過ごせました。その後、職場仲間が休職したため、その分の仕事をみんなで分担することになり、上司から私も少し分担してほしいと言われたのですが、ドクターから「仕事が増えるときは、必ず私と相談してから決めてください」と言われていたので、即答は避けました。

心的エネルギーの回復が不十分なので、仕事は増やさなかった

診察の日にドクターに相談したところ、「現在のあなたの心的エネルギーを計算してみましょう」と言われました。仕事は８時間できているのですが、プライベートの時間は元気なときの４分の１程度です。心的エネルギーを計算すると仕事で60点／日×５日、プライベート平日10点／日×５日、プライベート休日25点／日×２日で、合計４００点／７００点満点で、元気なときの６割にも満たない結果でした。ドクターストップがかかり、仕事は増やさず今までどおりとすることにしました。

それでも、やはり職場の雰囲気に負け、ついつい仕事量が増え、強い疲労感が毎日のように出るようになりました。仕事の日は午後３時になると、電池が切れるように突然、強い倦怠感が現れ、頭が働かなくなってしまいます。次の診察時にドクターと相談して、チロシンというアミノ酸のサプリメントを出してもらいました。これを服用して４日後には強い倦怠感はなくなり、いくらでも仕事ができるのではと思うくらいになりました。

その後、抗うつ薬、ムードスタビライザー（気分調整薬）などすべての薬は減量し、中止しました。現在、初診時から３年経ち、多少の波はありますが、休暇時は家族旅行を楽しめるまでになりました。仕事をほぼ一人前は何とかやっていますが、無理なことはできるだけ引き受けないことにしています。忙しそうにしている仲間を見ると悪いような気がしますが、うつ病が悪化して自分が潰れたら、結局みんなに今以上の迷惑をかけてしまうことになります。

そうならないように働くのが自分の責任の果たし方だと、自分なりに考えられるようになってきました。ドクターの「ストレス消耗性うつ病は心の風邪ではない。こころの大腿骨《だいたいこつ》骨折なので十分な時間をかけないと治らない」という言葉に背中を押されながら……。

著者から贈る言葉

私が日頃患者さんに話していることばを最後に記して、ペンを置きます。

心があるから心の病気になる。
心ない人は心の病気にならない。

著者略歴

廣瀬久益（ひろせ　ひさよし）

精神科医。水戸市と新宿区に2つのクリニックを開院。

筑波大学卒業。茨城県立友部病院合併症病棟長、豊後荘病院アルコール病棟長、同老人（認知症）病棟長を歴任したのち、1989年水戸市に廣瀬クリニック開院。開院当初から、時代が必要とする集団精神療法を展開（アルコール家族の会、ACの会、機能不全家族の親の会、不登校・引きこもりの会、社会復帰を目指す人の会など）。地域精神医療にも大きく貢献（茨城県国保連合会レセプト委員、同中央児童相談所嘱託医、同水戸市保健所嘱託医など）。講演活動も多数。2003年から運動精神療法と分子整合栄養医学を精神科医療に取り入れ、すでに約1万例の、統合失調症患者及び各種難治例の患者（うつ病、不安障害、強迫性障害、不登校、自閉症、発達障害、チック症、認知症など）を回復させている。2009年には東京に新宿OP廣瀬クリニックを開院。

昨今、時代的要請の高まっているうつ病の治療に関しては、個人外来診療と集団精神療法でリワークプログラムを展開し、完全復職率9割という驚異的な結果をもたらしている。

数年前からYouTubeで一般公開されている独特のスタイルの「Dr講話」は、精神科診療技術のエッセンスともいうべき内容であり、悩める人々に広く浸透し、再生回数150万回を超えている。うつ病と鉄欠乏の関係がNHK「ためしてガッテン」で取り上げられたのも、「Dr講話」がきっかけだった。

編集協力／渡邊靖彦
校正／櫻井健司（コトノハ）

完全復職率《かんぜんふくしよくりつ》９割《わり》の医師《いし》が教《おし》える
うつが治《なお》る　食《た》べ方《かた》、考《かんが》え方《かた》、すごし方《かた》

2015年1月31日　初　　版
2022年3月16日　初版第7刷

著者　廣瀬久益
発行者　菅沼博道
発行所　株式会社 CCC メディアハウス
〒141-8205　東京都品川区上大崎3丁目1番1号
電話　03-5436-5721（販売）　03-5436-5735（編集）
http://www.cccmh.co.jp
DTP　朝日メディアインターナショナル株式会社
印刷・製本　凸版印刷株式会社

Printed in Japan
ISBN978-4-484-15201-1